CONTRIBUTION

A L'ÉTUDE

DU

TORTICOLIS POSTÉRIEUR

d'origine musculaire.

PAR

LE DOCTEUR CAMILLE BOBICHON

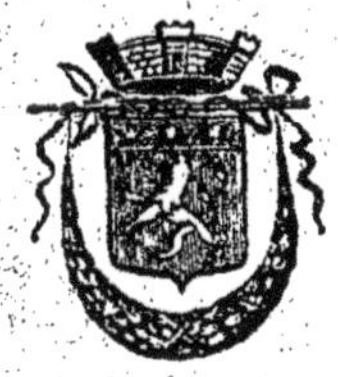

LYON
TYPOGRAPHIE ET LITHOGRAPHIE BEAU AINÉ
Rue de la Pyramide, 3
— 1886 —

CONTRIBUTION

A L'ÉTUDE

DU

TORTICOLIS POSTÉRIEUR

PAR

LE DOCTEUR CAMILLE BOBICHON

LYON
TYPOGRAPHIE ET LITHOGRAPHIE BEAU AINÉ
Rue de la Pyramide, 3
— 1886 —

AVANT-PROPOS

Il est démontré aujourd'hui que, outre le sterno-cléido-mastoïdien, presque tous les muscles de la nuque peuvent devenir le point de départ d'un torticolis. Une des variétés cliniques de cette affection, bien que très fréquente, n'a pas paru attirer, jusqu'à présent, d'une façon suffisante l'attention des chirurgiens : nous voulons parler du torticolis postérieur. En effet, à part un mémoire de M. Delore (1), paru en 1878, il n'existe, à notre connaissance, aucune étude approfondie sur le sujet que nous nous proposons d'étudier dans ce travail inaugural.

Par torticolis postérieur on doit entendre toute déviation pathologique de la tête et du cou produite par la rétraction permanente des muscles de la

(1) Delore. Du torticolis postérieur et de son traitement par le redressement forcé et le bandage silicaté, in *Gazette hebdomadaire*, 1878.

nuque. Nous éliminons donc le torticolis osseux et le torticolis par cicatrices pour ne nous occuper que du torticolis d'origine musculaire ; il peut se présenter sous trois formes qui sont : l'état aigu, l'état chronique et permanent, l'état intermittent. Nous n'avons en vue que l'état chronique et permanent : l'étudier au point de vue de ses causes, ses symptômes, son diagnostic et son traitement, telle est la tâche que nous avons entreprise. Quant au torticolis par paralysie, il présente des différences qui le classent à part.

Afin d'apporter plus de clarté dans ce travail, nous avons adopté la division suivante :

I. Anatomie et physiologie des muscles de la nuque.

II. Variétés, causes, symptômes, effets, diagnostic et pronostic.

III. Étude comparative des diverses méthodes de traitement.

IV. Torticolis par paralysie.

V. Conclusions.

Mais, avant d'entrer en matière, nous tenons à remercier ici M. le professeur Delore qui nous a inspiré l'idée première de ce travail.

C'est grâce aux savants conseils de M. le professeur agrégé Levrat que nous avons pu mener à bonne fin ce travail ; il ne nous a ménagé ni son temps ni ses encouragements. Nous l'en remercions sincèrement et le prions de recevoir ici l'hommage de notre très vive et très profonde gratitude.

Nous croirions manquer à notre devoir si nous n'adressions nos plus vifs remerciements à M. le professeur Rambaud, qui, pendant une assez longue maladie, nous a prodigué avec un dévouement tout paternel ses soins les plus bienveillants. Nous le prions d'accepter l'hommage de ce modeste travail comme un témoignage de notre très profonde et très respectueuse reconnaissance.

Nous tenons aussi à remercier notre maître, M. le professeur Gailleton, de l'honneur qu'il nous a fait en daignant accepter la présidence de notre thèse.

HISTORIQUE

L'idée de torticolis et celle de rétraction du muscle sterno-cléïdo-mastoïdien sont tellement associées qu'elles semblent inséparables. Cependant, dans le Dictionnaire de Fabre, paru en 1846, nous lisons : « Il paraît démontré aujourd'hui que la plupart des muscles du cou peuvent devenir le point de départ d'une rétraction permanente et contribuer ainsi à quelques-unes des déviations de la tête.

En 1848, J. Guérin publie une observation très complète de torticolis postérieur, que nous relatons plus loin.

Dans la cinquième édition de son traité de pathologie externe, parue en 1861, Vidal de Cassis admet deux torticolis : l'un musculaire, l'autre non musculaire. Au sujet du torticolis musculaire, il s'exprime en ces termes :

Quant au torticolis musculaire, on a admis que le seul faisceau sternal du muscle sterno-mastoïdien était, dans le plus grand nombre des cas, isolément affecté ; le faisceau claviculaire resterait alors à l'état sain ou subirait les modifications des muscles qui se trouvent dans la concavité de l'arc représenté par la déformation. Cette opinion, qui n'est pas toute moderne, puisque l'on ne conseillait déjà que de couper un chef du sterno-mastoïdien, et de n'en venir au second qu'au cas d'insuffisance de la première section. Cette opinion est exagérée : en effet, les deux chefs du sterno-mastoïdien se confondent à une certaine hauteur : ainsi, si en bas, il y a un muscle rotateur de la tête (le sterno-mastoïdien), et un muscle élévateur de la clavicule (le cléïdo-mastoïdien), dans les deux tiers inférieurs, ces deux chefs ne forment qu'un muscle qui est complètement rotateur de la tête. Ce qui est vrai, c'est que le faisceau sternal est quelquefois plus particulièrement la cause du torticolis; mais il est tout aussi bien constaté que, le plus souvent, les deux le sont plus ou moins, et que, par exception, le faisceau claviculaire est rétracté; tandis que l'autre n'est pour rien dans la difformité. C'est précisément le cas dont j'ai fait mention au commencement de cet article. La portion claviculaire était fortement rétractée, dure, saillante; l'autre ne l'était pas, elle était très souple et se laissait facilement déprimer.

Pour Malgaigne (1) (1862), dans la grande majorité des cas, c'est à la rétraction du sterno-cléïdo-mastoïdien et de son chef sternal, en particulier, qu'il faut attribuer le torticolis.

Dans sa thèse inaugurale, parue en 1867, M. Musson, parlant des lésions anatomo-pathologiques qui peuvent porter sur le splénius, l'angulaire de l'omoplate, la portion claviculaire du trapèze, dit que *le plus souvent* la lésion siége sur le trapèze.

La thèse de Couillard-Labonnotte, parue en 1869, conclut également que le torticolis musculaire dû au sterno-mastoïdien est le plus fréquent.

M. Delore, en 1878, fait paraître le mémoire dont il a déjà été question. D'après cet auteur, le torticolis, dans la majorité des cas, serait dû à la rétraction des muscles postérieurs du cou.

En 1883, M. de Saint-Germain, dans son traité de chirurgie orthopédique, s'exprime en ces termes, relativement au torticolis musculaire : « Le muscle sterno-mastoïdien est celui qui nous intéresse le plus, puisque, dans la majeure partie des cas, il est l'agent principal du torticolis. »

Enfin, dans le Dictionnaire de Jaccoud, à l'article torticolis, paru en 1883, nous lisons : « Le sterno-cléïdo-mastoïdien n'est pas le seul muscle qui puisse être frappé; la plupart des autres muscles cervicaux sont susceptibles d'être lésés, de façon à amener, soit par leur action propre, soit par leur influence combinée, l'attitude du torticolis. On a signalé, dans cet ordre d'idées, la contracture du trapèze, du splénius, de l'angulaire de l'omoplate, du scalène antérieur, du peaucier; mais ce ne sont là, d'après la plupart des auteurs, que des faits exceptionnels.»

(1) Malgaine. Leçons d'orthopédie.

CHAPITRE I

ANATOMIE ET PHYSIOLOGIE DES MUSCLES DE LA NUQUE

Les muscles de la nuque susceptibles de se rétracter et de déterminer un torticolis postérieur sont, par ordre de fréquence, le trapèze, les complexus, les scalènes, l'angulaire de l'omoplate, le splénius.

Nous rappellerons brièvement, pour aider au diagnostic, les insertions de ces muscles, leur mode d'action, leur innervation. Mais nous croyons devoir dire de suite qu'il existe à la région postérieure du cou un torticolis superficiel dû au trapèze et un torticolis profond, dans lequel il est le plus souvent très difficile de dire quel est le muscle atteint. Ces torticolis profonds, comme nous aurons l'occasion de le dire, sont souvent symptomatiques, et plusieurs muscles sont contractés simultanément. Le torticolis superficiel est le plus souvent dû uniquement au muscle trapèze, le torticolis profond est d'origine osseuse, paralytique ou autre.

I. *Trapèze*. — Ce muscle, le plus superficiel de la nuque, s'insère : *d'une part*, par une mince lame aponévrotique, très adhérente à la peau, au tiers interne de la ligne courbe supérieure de l'occipital, à la protubérance occipitale externe, au raphé médian cervical postérieur, au sommet de l'apophyse épineuse de la septième vertèbre cervicale et des dix premières vertèbres dorsales et aux ligaments sus-épineux correspondants; — *d'autre part*, les fibres charnues nées de ces fibres aponévrotiques se portent en convergeant vers l'épaule, les supérieures de haut en bas, les inférieures de bas en haut et les moyennes horizontalement. Les supérieures vont s'attacher au tiers externe du bord postérieur de la clavicule par de très courtes fibres tendineuses. Les moyennes se dirigent transversalement en dehors et vont s'insérer au bord postérieur de l'acromion et à la lèvre supérieure de l'épine de l'omoplate dans toute son étendue. Les inférieures se terminent par une petite aponévrose triangulaire, dont le sommet se fixe à l'extrémité interne du bord postérieur de l'épine de l'omoplate.

Lorsque ce muscle se contracte simultanément dans toutes ses parties, l'omoplate est portée en dedans, et le moignon de l'épaule est élevé. Mais, outre cette action générale, il y a une action particulière inhérente à chacune des trois parties du muscle.

La seule de ces parties qui nous intéresse est la portion claviculaire dont l'action a été très bien étudiée, au moyen de l'électrisation localisée, par Duchenne, qui s'exprime ainsi à ce sujet :

La portion claviculaire du trapèze incline la tête du côté excité et un peu en arrière, pendant qu'elle lui imprime un mouvement de rotation par lequel le menton est tourné du côté opposé.

Ce muscle est innervé par les branches postérieures des nerfs rachidiens, par un rameau du plexus cervical profond et par la branche externe du spinal.

II. *Petit complexus*. — Ce muscle allongé et plat s'insère : *d'une part*, par de petites languettes tendineuses aux apophyses transverses des quatre dernières vertèbres cervicales, quelquefois même à celle de la première dorsale ; — *d'autre part*, ces faisceaux se réunissent pour n'en former qu'un seul, lequel va s'insérer par un petit tendon qui s'attache à toute l'étendue du bord postérieur de l'apophyse mastoïde.

Ce muscle est extenseur de la tête, qu'il incline de son côté. Si les deux muscles petits complexus se contractent simultanément, la tête est ramenée dans l'attitude verticale, lorsqu'elle est fléchie, puis ils lui communiquent un léger mouvement d'extension.

III. *Grand complexus.* — Ce muscle allongé, aplati, assez épais et large en haut, mince et pointu inférieurement, s'insère : *d'une part*, par de très petits tendons : 1° aux apophyses transverses des quatre ou cinq premières vertèbres dorsales ; 2° aux apophyses transverses des six dernières cervicales ; 3° quelquefois à l'apophyse épineuse de la septième cervicale ; — *d'autre part*, ces différents faisceaux se réunissent pour aller s'insérer à l'occipital, sur l'empreinte rugueuse qui se voit entre les deux lignes courbes de cet os, à droite et à gauche de la crête occipitale externe.

Lorsque les deux grands complexus se contractent en même temps, il y a renversement de la tête en arrière. Si un seul de ces muscles se contracte, en même temps que l'extension il imprime à la tête un léger mouvement de rotation qui fait regarder la face du côté opposé ; on peut dire, au point de vue des mouvements de rotation, que chaque muscle grand complexus est le congénère du splénius du côté opposé, et l'antagoniste du splénius de son côté.

IV. *Scalènes.* — Au nombre de deux de chaque côté, un antérieur, un postérieur.

1° *Scalène antérieur.* — Il s'insère : *d'une part*, au bord interne de la première côte et au tubercule de sa face externe, en avant de la gouttière de l'artère sous-clavière, par un tendon assez long; — *d'autre part,* se divise en languettes qui vont s'insérer au tubercule antérieur des apophyses transverses des sixième, cinquième, quatrième et troisième vertèbres cervicales.

2° *Scalène postérieur.* — Divisé inférieurement en deux faisceaux dont l'inférieur s'insère sur la face supérieure de la première côte en arrière de la gouttière de l'artère sous-clavière, et le postérieur sur la face externe et le bord supérieur de la deuxième côte ; — de ces deux insertions partent six languettes tendineuses qui aboutissent au tubercule postérieur des apophyses transverses des six dernières vertèbres cervicales, et quelquefois à l'apophyse transverse de l'atlas.

Lorsque ces muscles prennent leur point fixe en bas, la colonne cervicale est inclinée de leur côté.

Ces deux muscles sont animées par le plexus brachial.

V. *Angulaire de l'omoplate.* — Ce muscle, situé sur la partie latérale et postérieure du cou, s'insère : d'une part au tubercule postérieur des trois ou quatre vertèbres cervicales par de petits tendons auxquels font suite des fibres charnues qui vont s'insérer par l'intermédiaire de courtes fibres aponévrotiques à la portion du bord interne de l'omoplate comprise entre l'angle interne et l'épine de cet os.

Quand l'épaule est fixée, la contraction de ce muscle produit l'extension de la colonne cervicale et un peu son inclinaison latérale.

L'angulaire de l'omoplate est animé par un nerf qui lui vient tantôt du plexus brachial, tantôt du plexus cervical.

VI. *Splénius.* — Le splénius est situé à la partie postérieure du cou et supérieure du dos. Aplati, assez mince, il offre la figure d'un triangle, dont le sommet, dirigé en bas, répond à la ligne médiane, et dont la base, tournée en haut, en dehors et en avant, s'applique aux parties latérales de la tête et du cou.

Insertions. — Le muscle s'attache en dedans aux deux tiers inférieurs du ligament cervical postérieur, à l'apophyse épineuse de la septième vertèbre du cou, à celles des quatre ou cinq premières vertèbres du dos et aux ligaments surépineux correspondants par des fibres aponévrotiques très courtes, sur la plus grande partie de sa hauteur, mais qui s'allongent de plus en plus inférieurement à mesure qu'on se rapproche de son sommet. — Les fibres charnues situées sur le prolongement de celles-ci sont d'autant plus longues qu'elles deviennent plus inférieures. Elles se portent obliquement en haut et en dehors, en suivant une direction parallèle, et se partagent au niveau de son tiers supérieur en deux faisceaux qui ont fait considérer le splénius comme composé de deux muscles juxtaposés : l'un interne, beaucoup plus considérable, connu sous le nom de *splénius de la tête ;* l'autre, externe, de dimensions relativement très minimes, appelé *splénius du cou.*

Le splénius de la tête s'insère : 1° aux deux tiers externes de la ligne courbe supérieure de l'occipital, immédiatement au-dessous du sterno-mastoïdien, par de courtes fibres aponévrotiques ; 2° à la portion mastoïdienne du temporal, et à la moitié inférieure de la face externe de l'apophyse mastoïde par des fibres tendineuses plus longues, plus accusées et beaucoup plus multipliées. —Le splénius du cou se subdivise en deux fascicules auxquels se succèdent des tendons aplatis qui vont se fixer : le supérieur plus large, à l'apophyse transverse de l'atlas, l'inférieur, à l'apophyse transverse de l'axis.

L'action de chacun des splénius a été très bien étudiée au moyen de l'électrisation localisée par Duchenne (de Boulogne) qui a pu montrer que le faisceau occipital renverse la tête en arrière, l'incline de son côté, et lui fait subir un mouvement de rotation qui porte la face du même côté ; quant au faisceau cervical, il fait exécuter aux vertèbres les mêmes mouvements.

Ces muscles sont innervés par les branches postérieures des nerfs rachidiens.

CHAPITRE II

VARIÉTÉS, CAUSES, SYMPTOMES, EFFETS, DIAGNOSTIC ET PRONOSTIC.

VARIÉTÉS

La lésion peut porter, soit sur le trapèze seul, soit sur d'autres muscles de la nuque pris isolément, soit enfin sur plusieurs muscles à la fois, et nous venons de dire qu'il y avait souvent des lésions complexes.

Si la lésion porte sur le trapèze seul, et surtout sur la partie claviculaire seule de ce muscle, on sent au niveau de son bord antérieur une saillie anormale, et la tête es plus renversée en arrière et beaucoup plus tournée de côté; en outre, la tête tourne sur son axe et du côté opposé à la contracture, mais elle ne peut pas s'incliner en avant ni latéralement, ce qui a lieu dans les cas de contracture du sterno-mastoïdien.

D'une façon générale, un seul des muscles de la nuque n'est pas pris,il y a au contraire presque toujours plusieurs muscles lésés, et souvent cette lésion s'accompagne de contractures dn sterno-mastoïdien.

Quand le splénius est contracturé, l'attitude rappelle celle des cas de contracture de la portion claviculaire du trapèze, avec cette différence que la tête, au lieu d'être tournée sur son axe du côté opposé à la contracture, est tournée de son côté. Comme ce muscle incline la tête de son côté, pour distinguer sa contracture de celle du sterno-mastoïdien, il faut se rappeler que dans ces derniers cas la tête est penchée en avant et tourne du côté opposé.

En général, on peut dire que le splénius n'est jamais lésé isolément, et que sa contracture s'accompagne presque toujours de contracture du sterno-mastoïdien du côté opposé ; en effet, outre que la face est toujours tournée du côté opposé, il y a concurremment exagération de l'extension de la rotation de la tête.

Cela tient-il à ce qu'il y a antagonisme entre l'action des splénius d'un côté et du sterno-mastoïdien du côté opposé ? Y a-t-il au contraire une action synergique ? C'est là un point qui n'a été élucidé par aucun des auteurs qui se sont occupés de la question.

D'autres fois, on a simultanément contracture de l'angulaire, de l'omoplate et du sterno-mastoïdien, ce qui se reconnait à l'augmentation de l'inclinaison latérale et de la rotation.

Dans le cas suivant emprunté à Duchenne, il y avait simultanément contracture du splénius et de l'angulaire de l'omoplate du côté droit.

OBSERVATION I (Duchenne).

Contracture du splénius et de l'angulaire de l'omoplate du côté droit consécutive a un spasme fonctionnel, dit crampe des écrivains. — Guérison de la contracture par la faradisation du muscle antagoniste, et persistance de la crampe des écrivains.

Guérin (Mathieu), 62 ans, caissier, rue de Verneuil, est bien portant habituellement. Il a eu seulement la fièvre typhoïde, en 1844. En 1852, il commence à éprouver des crampes dans la main droite, chaque fois qu'il a écrit pendant un certain temps. En 1854, impossibilité de maintenir la plume de la main droite ; elle lui échappait des doigts, et, s'il voulait la retenir, les crampes l'en empêchaient. Depuis lors il n'a plus écrit que de la main gauche.

C'est à cette époque qu'il a commencé à éprouver des spasmes dans l'épaule droite et dans le cou avec douleurs qui survenaient d'abord quand il écrivait, qui ont augmenté progressivement et qui sont devenues continues. Pendant la marche ou la station, les contractures se sont exaspérées. En 1859, M. Nélaton me l'adressa. Voici ce que j'ai alors constaté : la tête est inclinée en arrière et à droite, en même temps, elle a tourné sur son axe. L'épaule droite est un peu plus haute. Le tronc est un peu penché en avant. Le splénius droit est gonflé et dur, ainsi que l'angulaire de l'omoplate.

Bien que la contracture de ces muscles existe d'une manière continue depuis 1854, le sujet ressent de temps à autre des spasmes dans quelques autres muscles moteurs de la tête et de l'épaule, spasmes qui augmentent pendant la station et la marche, au point qu'il est forcé alors de soutenir sa tête avec la main. Quelque effort qu'il fasse, il ne peut tourner la tête de droite à gauche, ni l'incliner en avant. Cependant je puis faire exécuter mécaniquement ces mouvements de la tête, mais d'une manière incomplète. Si je lui fait repousser de droite à gauche ma main appliquée sur le côté gauche de sa tête, la contracture cesse, et il recouvre en partie les mouvements de sa tête. Les muscles contracturés et les parties voisines sont le siège d'une douleur constante. Pas de saillie des muscles sterno-mastoïdiens, ni d'autres reliefs musculaires indiquant l'existence d'autres contractures.

Traitement. — Le 12 septembre 1859, j'ai faradisé avec un courant à intermittences rapides le splénius gauche antagoniste du muscle contracturé), en plaçant un rhéophore humide un peu au-dessous de son attache supérieure ayant soin d'éviter la portion claviculaire du trapèze, le second rhéophore étant appliqué au niveau de son extrémité inférieure (dans ce point le trapèze qui recouvre le splénius est aponévrotique, de telle sorte que le courant qui traverse cette aponévrose arrive directement au tissu de ce dernier muscle). Après quelques minutes de cette exitation, la contracture disparaît progressivement et la tête tourne peu à peu de droite à gauche. Cette première séance n'a duré que huit minutes, et le malade a pu tourner immédiatement la tête à gauche et l'incliner en avant et à gauche ; mais ces mouvements étaient très limités. Le sentiment de raideur douloureuse qui existait à droite, au dessous de la nuque, avait presque entièrement disparu; mais cette amélioration n'a duré que quelques heures. La seconde séance a été suivie du même résultat, et le mouvement de rotation de la tête avait encore gagné en étendue.

Après la cinquième séance, la contracture n'est plus revenue, la tête s'est redressée ; la marche et la station n'ont plus provoqué de temps à autre que de faibles spasmes dans les muscles auparavant contracturés. Cependant les mouvements de rotation et d'inclinaison latérale et gauche de la tête ne jouissent pas encore de leur étendue normale, et il est évident que l'obstacle à ces mouvements ne dépend plus d'une résistance musculaire. Je fais alors porter l'appareil à extension élastique suivant : une bande large de quatre travers de doigts est fixée solidement au front ; à ce frontal sont attachés, par leurs extrémités supérieures, deux autres boucles terminées en bas par deux forts ressorts de bretelles ; l'une en avant et à gauche, l'autre en arrière et à gauche, de manière qu'en tirant sur ces deux bandes à la fois, mais un peu plus sur celle qui est attachée en avant, la tête est inclinée latéralement et en arrière, en même temps qu'elle tourne de droite à gauche. Alors leurs extrémités inférieures sont fixées au côté gauche du pantalon, à l'aide de boutonnières espacées de telle sorte que l'on puisse régler l'action de chacune d'elles. Grâce à cet appareil, dont la tension a été augmentée graduellement, les mouvements de la tête à gauche et en avant sont devenus de plus en plus étendus. La faradisation, pratiquée deux fois par semaine, a été continuée pour combattre les légers spasmes du splénius et de l'angulaire, qui reviennent de temps à autre. Aujourd'hui, après la quinzième séance, le malade peut-être considéré comme guéri.

En résumé le plus souvent il y a lésion simultanée de plusieurs muscles ; c'est ainsi que la contracture simultanée du splénius et de l'angulaire de l'omoplate a été signalée par Duchenne, et celle du faisceau céphalique du splénius et du saclène antérieur.

ÉTIOLOGIE

Les causes très nombreuses du torticolis postérieur peuvent être divisées en quatre classes : 1° causes externes; 2° causes de voisinage; 3° causes d'origine osseuse; 4° causes mécaniques.

I. *Causes externes.* — Elles comprennent le froid, les contractions prolongées et forcées, les brûlures, les traumatismes.

A. *Froid.* — Le froid, et surtout le froid humide, est sans contredit l'agent le plus fréquent de la production des torticolis : en effet son action prolongée détermine un véritable rhumatisme d'un ou de plusieurs muscles du cou. Tantôt le malade sera resté exposé plus ou moins longtemps pendant la journée à un simple courant d'air ; tantôt l'action du froid se sera manifestée pendant le sommeil sur les parties dénudées, et ce n'est que le matin au réveil que le malade voulant tourner la tête se sentira brusquement arrêté par la douleur.

Le plus souvent dans ces cas l'affection reste à l'état aigu ; mais elle peut aussi devenir chronique et donner lieu à un torticolis musculaire permanent.

B. *Contraction prolongée et forcée.* — On a signalé comme cause de la déviation ce que l'on appelle communément une fausse position, c'est-à-dire une contraction prolongée et forcée des muscles atteints.

C. *Brûlures*. — Les brûlures ont été citées à diverses reprises comme point de départ du torticolis. Pour expliquer l'attitude anormale de la tête dans ces cas, il faut considérer deux choses : 1° La brûlure agissant par le phénomène *douleur* et amenant une attitude de torticolis; 2° la brûlure cicatrisée agissant par ses cicatrices. On sait en effet que, malgré le soin apporté immédiatement après l'accident pour maintenir la tête dans la rectitude, il y a toujours retour à la position anormale après la guérison ; dans la plupart des cas, les tentatives de traitement ne donnant pas de succès, on abandonne les malades à eux-mêmes et ils conservent leur difformité. On trouvera dans Follin et Duplay une gravure montrant que dans certains cas la section de ces brides cicatricielles a pu amenener un redressement relatif.

D. *Traumatismes*. — Dans cette classe rentrent les traumatismes intéressant directement les muscles et les traumatismes indirects, tels que les piqûres de sangsues. On peut également considérer comme des traumatismes les tiraillements produits par le forceps.

II. *Causes de voisinage*. — Dans cette catégorie rentrent toutes les inflammations de voisinage; ce sont donc des cas de torticolis par propagation. C'est ainsi que l'on a pu signaler des adénites, des angines, des phlegmons du cou comme point de départ d'un torticolis.

L'on sait d'ailleurs que toutes les fois qu'une inflammation quelconque siège au voisinage d'un muscle, ce muscle se contracture et quelquefois même peut au bout d'un certain temps subir une dégénérescence fibreuse et des rétractions consécutives. C'est ainsi que l'on voit quelquefois à la suite d'adénites cervicales les fibres du peaucier former des brides fibreuses assez fortes pour amener un torticolis.

III. *Causes d'origine osseuse.* — Lorsqu'il s'agit d'arthrites ou d'ostéo-arthrites vertébrales, les causes du torticolis sont complexes. Les lésions articulaires déterminent en effet toujours par elles-mêmes une attitude : des contractures musculaires de voisinage s'y joignent et la modifient, mais dans ce cas le traitement doit avant tout s'occuper de l'état des articulations et des os de la colonne vertébrale, et cela suffit à former une classe à part.

IV. *Causes mécaniques.* — Dans cette classe rentrent les cicatrices vicieuses, les tumeurs, et la paralysie qui sera étudiée à part. Les cicatrices vicieuses sont le plus souvent dues à des brûlures ou à des traumatismes directs.

Quant aux tumeurs, le torticolis n'a point d'importance : ou la tumeur peut être enlevée, et le torticolis sera soigné plus tard ou disparaîtra spontanément, ou la tumeur est inopérable et il n'y a pas lieu de s'occuper du torticolis.

SYMPTÔMES

Quand un des faisceaux musculaires de la nuque est contracturé, l'attitude du malade est la même que dans la contracture du muscle sterno-mastoïdien du même côté, c'est-à-dire qu'il y a inclinaison de la tête du côté malade en même temps que rotation de la face du côté opposé. Quant à la colonne cervicale, elle présente du côté rétracté une concavité très accusée ; du côté opposé, au contraire, en même temps que la convexité de la colonne cervicale, il se produit en sens inverse de cette convexité une concavité de l'extrémité supérieure de la colonne dorsale. Cette dernière déviation, analogue à celle qui se produit dans les scolioses, n'est qu'une courbure de compensation destinée à ramener dans l'axe du corps le centre de gravité. En même temps, les muscles postérieurs du côté non rétracté sont refoulés en arrière par la convexité de la colonne cervicale et par les apophyses transverses des vertèbres qui ont subi une rotation sur leur axe ; ce refoulement en arrière produit une saillie qui peut être parfois considérable et donner lieu à des erreurs de diagnostic.

EFFETS

De l'inclinaison permanente de la tête et de la région cervicale il résulte que certains organes sont distendus, d'autres relâchés et que les mouvements sont abolis soit en totalité, soit en partie. Que cet état soit dû à une contracture ou à une rétraction, l'absence de ces mouvements peut déterminer à la longue une atrophie musculaire, et si la cause première de l'abolition des mouvements persiste, le tissu musculaire ne tarde pas à subir la dégénérescence fibreuse.

Ces altérations qui, tout d'abord n'atteignent que les muscles du côté malade, arrivent néanmoins à affecter leurs antagonistes qui, par une sorte d'esprit d'adaptation, se raccourcissent eux-mêmes et peuvent à leur tour subir la dégénérescence fibreuse, de sorte qu'une intervention tardive pourra n'être suivie d'aucun résultat.

Quant aux ligaments et aux os de la colonne cervicale ils subissent eux aussi l'influence de l'inclinaison permanente. Les ligaments, d'abord distendus d'un côté et relâchés de l'autre, finissent par se rétracter et plus tard *ils* ajouteront leur résistance à celle des muscles. Les os soumis d'un côté à une pression exagérée peuvent s'affaisser et de ce côté il peut se produire à la longue un arrêt de développement.

C'est à ces causes ainsi qu'aux compressions de vaisseaux que l'on doit attribuer très probablement certains cas d'arrêt de développement soit du crâne soit de la face.

Le cas suivant de torticolis postérieur accompagné d'asymétrie de la face a été emprunté à J. Guérin.

OBSERVATION II

Torticolis ancien composé par rétraction simultanée des splénius et grand oblique droit et petit oblique gauche. — Rotation de la tête à droite ; renversement en arrière et inclinaison latérale à gauche. — Inclinaison de la colonne cervicale à droite. — Affaissement des sterno et cléïdo-mastoïdiens gauches. — Tension par écartement des deux points d'insertion du sterno-mastoïdien droit. — Atrophie et déformation de la moitié gauche de la face. — Déviation latérale essentielle de la colonne concomitante par rétraction du long dorsal droit. — Traitement spécial séparé du torticolis et de la déviation de l'épine. — Section de tous les muscles rétractés. — Traitement mécanique consécutif. — Améliorations diverses.

Une jeune fille, âgée de 17 ans et demi, constitution délicate, tempérament lymphatico-nerveux, est présentée à la commission le 14 juillet 1844, pour un torticolis latéral gauche et une déviation latérale de l'épine : ces difformités étant toutes deux essentielles et indépendantes l'une de l'autre, quoique produites par la même cause.

Cette jeune personne qui, aux deux époques de la dentition, a eu des convulsions violentes, et de plus, vers l'âge de 8 ans, la coqueluche et la rougeole, a présenté, il y a quatre ans environ, la série des symptômes suivants : d'abord douleur dans les orteils, puis successivement dans les genoux, les aines, les poignets et les coudes. Ces douleurs, accompagnées de fièvre, de rougeur et de gonflement des articulations, offraient ceci de particulier : qu'elles prenaient plus d'intensité à mesure qu'elles envahissaient de nouvelles parties, sans diminuer dans celles précédemment occupées : cette période de la maladie dura six semaines. A cette époque et sous l'influence de bains de vapeur et de fumigations aromatiques, diminution lente, et enfin disparition des douleurs et du gonflement successivement dans l'ordre de leur apparition, c'est-à-dire de bas en haut. La douleur du coude n'avait pas encore complètement cessé, quand, tout à coup, la région cervicale et la partie postérieure de la tête devinrent à leur tour excessivement douloureuses. Presque aussitôt, la tête s'inclina sur l'épaule gauche.

M. Guérin vit pour la première fois le sujet en janvier 1841. Les symptômes arthralgiques aigus avaient disparu. Il ne restait plus qu'une douleur sourde de la partie postérieure du cou, augmentant par la pression. Il existait alors un torticolis latéral gauche avec rotation de la tête à droite et un peu de renversement en arrière. Le splénius droit offrait les signes de la contracture ; il était un peu douloureux, soulevé et tendu ; on pouvait, par la percussion et le massage, le détendre et redresser momentanément la tête. Les muscles sterno et cléïdo-mastoïdiens étaient dans l'état normal. On constata aussi, dès cette époque, une déviation latérale de l'épine à gauche, commençante, et dont les parents ne s'étaient pas encore aperçus. Cette déviation de l'épine ne fut soumise à aucun traitement et on ne s'occupa que du torticolis ; sous l'influence d'embrocations avec l'huile camphrée, et du massage sur le trajet du splénius droit, les dernières traces d'arthralgie disparurent, la douleur cessa complètement, la difformité diminua d'une petite quantité ; mais la tension du splénius devint permanente ; il prit une consistance plus ferme et la difformité devint stationnaire.

Voici quel est aujourd'hui l'état du torticolis et de la déviation de l'épine.

Cette difformité présente à considérer :

1° Une inclinaison de la tête à gauche de 8 à 10 centimètres ;

2° Une rotation de la tête à droite de 10 à 12 centimètres. Une verticale abaissée de la symphise du menton tombe à 5 centimètres 5 millimètres à droite de la fourchette sternale ;

3° Une inclinaison un peu anguleuse de la colonne cervicale sur la colonne dorsale à droite, sans renversement de la tête en arrière, ni flexion du cou en avant ;

4° Des déformations de la tête et du cou. Très légère dépression du côté gauche du crâne. Réduction de la moitié gauche de la face et tiraillement des traits de ce côté.

Du milieu du bord orbitaire inférieur à la symphise du menton. . . . . à gauche 8 c. 6 mm.
— — — à droite 9 c. 4 mm.
Du tragus à l'extrémité du nez à gauche 13 c. » mm.
— — — à droite 14 c. 2 mm.

Œil gauche abaissé de 2 à 3 millimètres seulement.

Tiraillement de l'aile gauche du nez, en bas et en dehors ; l'ouverture nasale de ce côté est plus petite que du côté opposé. Rien à noter sur la bouche et le menton. Allongement de l'espace sus-scapulaire gauche au dépens du droit.

De l'extrémité de l'acromion à l'apophyse proéminente,
à gauche 17 c. 2 mm.
— — — à droite 15 c. 8 mm.

Muscles. — Les sterno et cléïdo-mastoïdiens gauches sont tout à fait mous, déprimés ; et dans le mouvement en sens inverse de la difformité, ils n'offrent que le degré de résistance ordinaire. Le cléïdo-mastoïdien droit n'offre pas non plus de tension anormale ; mais le sterno-mastoïdien droit très long, très oblique, de bas en haut et de dedans en dehors, et formant une courbe à convexité externe, est habituellement tendu, même au repos. La tension augmente quand on exagère l'inclinaison et la rotation pathologique de la tête.

Longueur du sterno-mastoïdien à droite 17 c. 5 mm.
— — — à gauche 12 c. 5 mm.

Le splénius droit est aussi habituellement tendu, et il le devient davantage dans la condition inverse de la précédente : c'est-à-dire quand on incline la tête à droite ou qu'on la porte dans la rotation à gauche ; on ne sent pas directement d'autre tension ou dureté musculaire.

Le mouvement d'inclinaison directe de la tête à droite est réduit des trois quarts. Il en est de même de la rotation à gauche. Mais si le sujet fléchit préalablement la tête en arrière, ces deux mouvements redeviennent possibles dans une grande partie de leur étendue ; seulement ils ont toujours lieu moins facilement, moins librement qu'en sens opposé. Liberté complète et étendue normale des mouvements d'inclinaison à gauche et de rotation à droite, ainsi que du mouvement d'extension de la tête et du cou. Mais la flexion est un peu gênée et limitée. Le menton n'arrive pas sans peine au contact de la paroi thoracique qu'il vient toucher à 5 centimètres à droite de la fourchette sternale. Un plâtre moulé sur nature, représentant la tête et le cou du sujet a été reconnu exact par la commission.

Dans le but de simplifier le traitement de la déviation de l'épine, on commence d'abord par le traitement du torticolis.

Extension préparatoire du cou et spécialement des muscles rétractés, au moyen du char à casque mobile ; celui-ci est tourné en sens inverse de la difformité, de manière à distendre le splénius et le grand oblique droit et petit oblique gauche. On joint à l'action de ces appareils les mouvements de rotation, de flexion, d'inclinaison avec la main dans un sens directement opposé aux principaux éléments corrélatifs de la difformité ; un mois environ de traitement préparatoire est ainsi employé à assouplir les articulations et à distendre les muscles rétractés, à les mettre plus en relief.

Le 14 septembre, sections successives du splenius et du grand oblique droit. La division du splenius produit d'abord un degré marqué de dérotation de la tête. Mais c'est surtout après la section du grand oblique droit que ce mouvement augmente. Au moment où la section de ce muscle est achevée, la tête cède spontanément, et avec une secousse très appréciable aux efforts de rotation à gauche, La section de ces muscles n'a occasionné qu'une douleur très modérée; mais il s'écoule par les ouvertures cutanées une notable quantité de sang artériel et veineux (50 grammes environ) et après l'occlusion des petites plaies il se forme un trombus assez volumineux. Repos au lit, pendant trois jours, point de fièvre, ni d'apparence d'inflammation.

17 septembre. — Les petites plaies sont complètement fermées. On commence le traitement mécanique consécutif, collier à extension verticale et lit à casque mobile, La tête peut prendre immédiatement et d'une manière permanente la position qu'avant les sections musculaires elle ne pouvait atteindre qu'incomplètement et avec le sentiment d'une résistance insurmontable. Mouvements saccadés avec la main dans le sens opposé aux directions vicieuses de la difformité. La dérotation provoque des craquements dans les articulations de la tête avec le cou et dans différents points de la colonne cervicale. Ce traitement est encore continué jusqu'à la fin du mois. Pendant les derniers jours on ne remarque plus d'améliorations, la tête est toujours un peu renversée en arrière et le sujet dit sentir quelque chose qui l'empêche de s'incliner en avant. Le mouvement de rotation de droite à gauche est d'ailleurs arrêté brusquement au milieu de sa course (la moitié environ de son étendue normale). En explorant la partie postérieure et supérieure du cou, on sent dans la direction du petit oblique gauche une légère saillie en forme de corde, qui varie de tension et de consistance suivant qu'on tourne le visage à droite ou à gauche.

Le 2 octobre, section sous cutanée du petit oblique gauche. Cette section est annoncée par un petit craquement et le sentiment d'une résistance vaincue. Le sujet annonce lui-même la réussite de l'opération en affirmant que le mouvement de rotation et de flexion de la tête peuvent atteindre un degré impossible avant l'opération.

Point de douleur notable ni d'hémorrhagie. Occlusion de la piqûre cutanée. Point de fièvre, ni de réaction locale.

Dès le lendemain l'opérée reprend son traitement mécanique. Elle affirme éprouver moins de résistance à l'action des appareils, le mouvement de rotation à gauche n'étant plus arrêté brusquement au milieu de sa course.

Toutefois, ce mouvement n'est pas encore complet : il n'atteint au plus que les deux tiers de son étendue normale. Continuation des mêmes moyens jusqu'au 25, sans amélioration nouvelle appréciable. Dès lors, on s'occupe de la déviation de l'épine, sans discontinuer cependant les moyens propres à combattre les restes de la difformité du cou.

Le 29 décembre de la même année (1844), cette jeune fille représentée à la Commission, était, par rapport à son torticolis, trouvée dans l'état suivant :

La tête est redressée, son axe correspond à l'axe du tronc. La colonne cervicale est encore légèrement inclinée à droite, et le sterno-mastoïdien du même côté est encore tendu et saillant. L'asymétrie des traits de la face s'est considérablement améliorée. Les mouvements d'extension et de flexion s'exécutent librement. La rotation à droite est complète ; à gauche, il s'en faut encore d'un quart environ qu'elle ait l'étendue normale. Un moule de l'état du sujet est parafé, à cette époque, par la Commission.

Depuis lors, le traitement mécanique du torticolis est continué avec celui de la déviation de l'épine. Un appareil spécial a même été imaginé pour combattre plus directement l'inclinaison de la colonne cervicale opposée à l'inclinaison de la tête. Cet appareil, dit à flexion latérale du cou, est l'application au torticolis de la ceinture à flexion pour les déviations de l'épine. Au moyen de cet appareil et du lit à casque mobile, dont l'usage a été continué irrégulièrement pendant quatre à cinq mois environ, l'état du sujet s'est consolidé en s'améliorant encore. Voici le résultat du dernier examen de la Commission, le 27 juillet 1845 :

1° La tête est redressée complètement ;

2° La rotation a disparu ;

3° L'inclinaison cervico-dorsale a notablement diminué ;

4° Il existe encore un peu de déplacement latéral de la tête. Les rapports de la tête avec le tronc offrent encore une irrégularité notable ;

5° L'asymétrie des traits a notablement diminué. La

moitié gauche de la face a pris du développement. L'œil est un peu remonté ; la traction oblique des traits n'existe plus ; l'ensemble de la figure est presque normal ;

6° Le sterno-mastoïdien gauche est toujours un peu atrophié ; toutefois, il commence à se contracter ; le droit est toujours un peu tendu. L'espace sus-sternal, circonscrit par les deux muscles est encore irrégulier. L'axe vertical de la face tombe au niveau de l'insertion sternale du sterno-mastoïdien droit, et l'extrémité inférieure de ce muscle est portée dans un plan plus antérieur. Les muscles divisés n'offrent rien de particulier ;

7° Tous les mouvements existent au degré normal, à l'exception de la rotation à gauche qui n'a récupéré que la moitié de son étendue.

DIAGNOSTIC

Nous abordons maintenant l'étude des affections qui peuvent simuler le torticolis postérieur, desquelles il importe par conséquent de le distinguer nettement.

1° *Torticolis dû au sterno-mastoïdien.* — La déviation produite par le torticolis postérieur, avons-nous dit en décrivant les symptômes, est la même que celle que produirait le sterno-mastoïdien du même côté ; le moyen le plus sûr de poser le diagnostic différentiel consiste à anesthésier le malade et à pratiquer des tentatives de redressement. En effet, bien que l'attitude soit la même que dans la rétraction du sterno-mastoïdien, ce muscle est ordinairement en état de relâchement, et si, pendant les tentatives de redressement, il se durcit, c'est par action réflexe et par un effet de vigilance musculaire, en vue d'éviter une distension douloureuse à ses congénères les muscles postérieurs du même côté. Ces derniers, par suite de la concavité de la colonne, n'accusent pas leur rétraction morbide par un relief bien accentué, mais à chaque traction exercée en vue de relever la tête, on sent leur résistance. Par conséquent, sur un malade préalablement anasthésié, cette résistance des muscles postérieurs persiste, tandis que celle du sterno-mastoïdien disparaît entièrement, ce qui n'aurait pas lieu si l'on se trouvait en présence d'une rétraction vraie de ce muscle.

2° *Torticolis articulaire.* — En général, le torticolis articulaire ne tarde pas à se compliquer de contracture des muscles, contracture due à une action réflexe, qui pourrait à bon droit être considérée comme un raccourcissement musculaire d'adaptation. Cette contracture a toujours été précédée d'une douleur plus ou moins vive, siégeant profondément soit à la nuque, soit sur la ligne des apophyses épineuses, en même temps que d'un gonflement plus ou moins prononcé du cou, gonflement qui a pour effet de faire disparaître la fossette sous-accipitale quand la lésion siège soit dans l'articulation de l'occipital et de l'atlas, (ce qui serait très fréqûent d'après Dailly), soit dans l'articulation de l'atlas et de l'axis. En outre, les mouvements de déglutition font éprouver au malade une douleur pharyngienne, et le doigt porté dans le pharynx peut faire constater la présence d'une saillie ; cette saillie est attribuée à une apophyse transverse, mais le doigt ne reconnaît pas nettement la forme de l'apophyse.

Enfin, par l'anesthésie on fera disparaître les contractures réflexes, et l'on pourra alors constater que par suite d'enkylose tout mouvement est interdit aux articulations qui ont été affectées primitivement ; on ne pourra ni corriger, ni augmenter la déviation et si l'on arrive à produire des mouvements dans la région cervicale, on peut facilement s'assurer en plaçant les doigts sur les apophyses épineuses, que ces mouvements se passent au-dessous de la partie lésée.

3° *Mal de Pott cervical.* — Si l'affection est au début,

le diagnostic est très difficile à établir ; on devra rechercher en premier lieu si la déviation est survenue brusquement, s'il existe une tumeur de la région ou s'il y a eu un traumatisme, s'il existe des troubles nerveux, ou bien si le malade a subi l'action du froid, ou bien encore si la déviation est venue à la suite d'une lésion de voisinage.

L'on devra aussi se souvenir que dans la contracture par action réflexe, les muscles font en général une saillie moins accusée et qu'ils sont moins durs au toucher que s'ils étaient le siège véritable de l'affection ; enfin ils se laissent plus ou moins allonger, ce qui peut permettre un certain redressement de la tête.

Si l'on a au contraire affaire à un mal de Pott franchement caractérisé, en général le diagnostic est assez facile, car, outre les signes qui ont été énumérés pour cette affection au début, on peut constater un gonflement notable des os, quelquefois même la formation d'un abcès ; en même temps il existe des douleurs vives, nocturnes, continues sauf quelques rémittences.

Enfin, d'une façon générale dans le mal de Pott cervical, la déviation n'est pas la même que dans le torticolis musculaire : en effet, la tête est tantôt fléchie, tantôt étendue, quelquefois aussi inclinée latéralement, mais dans ces derniers cas la face est tournée du côté malade au lieu d'être tournée du côté sain comme c'est l'habitude dans le torticolis musculaire.

En résumé, la plupart du temps, dans le *torticolis musculaire*, la contracture s'établit brusquement, quelle que soit la cause primitive de l'affection. Habituellement, cette affection présente une indolence complète ; dans quelque cas cependant, et ce sont ceux dans lesquels il importe surtout de différencier le diagnostic, l'apparition de la contracture a été précédée de névralgie mais outre que la névralgie ne s'accompagne jamais de tuméfaction, la douleur est en général beaucoup plus vive et plus superficielle : elle s'irradie au loin en suivant les filets nerveux, elle a son siège dans les muscles et la moindre pression sur ceux-ci suffit à la réveiller facilement.

D'autre part, pour peu que le torticolis musculaire remonte à quelque temps, la rétraction musculaire s'oppose toujours au redressement de la tête, mais on peut augmenter l'inclinaison latérale.

Les autres signes, tels que vertiges, étourdissements, etc., qui ont été signalés dans les torticolis osseux ou articulaires manquent complètement dans le torticolis musculaire vrai.

En outre, dans le torticolis postérieur d'origine musculaire, il y a toujours inclinaison de la tête du côté malade en même temps que rotation de la face du côté opposé.

En résumé, lorsque la déviation survient *brusquement*, la cause est d'origine musculaire ; quand il y a eu des douleurs vives accompagnées d'une *évolution rapide*, la lésion a succédé à une arthrite, une adénite ou un phlegmon ; quand il y a eu des douleurs sourdes accompagnées d'une *évolution lente*, la lésion a succédé à une lésion osseuse ou à une arthrite tuberculeuse.

PRONOSTIC

Le torticolis postérieur n'est pas une affection mortelle en soi, mais à cause de la gêne fonctionnelle des mouvements de la tête, à cause des troubles de la vision qu'il occasionne, à cause de l'expression particulière qu'il imprime à la physionomie, c'est une affection dans laquelle on doit intervenir. Quant à l'intervention, elle doit avoir lieu le plus tôt possible, sous peine d'être nulle, par suite des transformations infligées aux divers organes par une attitude vicieuse prolongée.

En terminant ce chapitre, nous devons ajouter que l'anatomie pathologique de cette affection est encore à faire ; nous n'avons, en effet, trouvé aucune relation d'autopsie.

CHAPITRE III

ETUDE COMPARATIVE DES DIVERSES MÉTHODES DE TRAITEMENT

Traitement. — Pour tenter de lutter avec succès contre un torticolis postérieur, ancien, d'origine musculaire, il faut tout d'abord poser nettement le diagnostic, car les moyens thérapeutiques à employer varieront suivant que l'on sera en présence d'une contracture ou d'une rétraction musculaire.

Le diagnostic peut être nettement établi au moyen de la chloroformisation; en effet, si après avoir poussé l'anesthésie assez loin, on peut ramener la tête dans la rectitude, l'on doit affirmer qu'on a affaire à une contracture; le plus souvent, lorsque le malade est réveillé, la tête revient à la position anormale, mais on est certain du diagnostic. Dans la rétraction, au contraire, la chloroformisation seule n'amène jamais la cessation de l'attitude vicieuse.

Les méthodes diverses de traitement peuvent être résumées dans le tableau suivant :

- Médication
  - Injections sous-cutanées d'atropine.
  - Pulvérisations d'éther.
- Electricité.
- Ténotomie.
- Myotomie.
- Névrotomie.
- Redressement
  - lent
    - Colliers.
    - Minerves.
  - forcé
    - Suspension avec l'appareil de Sayre.
    - Massage.
    - Extension manuelle.
    - Massage suivi de
      - Bandage silicaté.
      - Minerve plâtrée.

I. *Médication.* — Les injections sous-cutanées d'atropine, de même que les pulvérisations d'éther sur le trajet des muscles contracturés, ont pu donner quelques succès; le seul muscle de la nuque sur lequel on pourrait tenter d'agir ainsi est le trapèze. Hâtons-nous d'ajouter que la plupart du temps la contracture a persisté.

II. *Electricité.* — Le but que l'on se propose, quand on a affaire à une contracture, étant de rappeler, dans le muscle contracturé, la tonicité musculaire et la contractilité volontaire, l'emploi de l'électricité semble nettement indiqué.

L'on peut recourir aux courants continus, suivant la méthode de Remak, ou aux courants intermittents préconisés par Duchenne (de Boulogne).

La méthode de Remak s'adresse aux muscles contracturés eux-mêmes : on applique le pôle positif sur la colonne vertébrale, le pôle négatif sur le muscle contracturé, de façon à obtenir un courant descendant, éminemment favorable à la disparition de la contracture; la pile employée est une pile à faible action chimique.

La méthode de Duchenne s'adresse aux muscles antagonistes des muscles contracturés; on applique sur ces muscles antagonistes les deux électrodes, de façon à augmenter leur force, en leur imprimant des contractions énergiques et répétées.

L'observation suivante qui a été communiquée en 1852 à la Société de médecine de Paris par Duchenne (de Boulogne) est relative à un cas de contracture de la portion claviculaire du trapèze; l'auteur cite le cas comme un cas typique de diagnostic différentiel entre le torticolis du sterno-mastoïdien et le torticolis postérieur.

OBSERVATION III (Duchenne.)

Madmoiselle X... fille d'un médecin distingué de Paris, âgée de 13 ans 1/2, d'une bonne constitution, non réglée, n'avait jamais eu de rhumatisme ni d'affection nerveuse ou convulsive, lorsque débuta la maladie suivante, qui se déclara au milieu d'une santé parfaite. En septembre 1851, elle resta exposée à un froid assez vif, et dès le lendemain il survint un torticolis avec raideur des muscles postérieurs du cou et une légère angine tonsillaire. L'affection paraissait entièrement guérie, lorsque, quinze jours après le début, cette jeune personne retourna à sa pension. Mais à la suite d'un nouveau refroidissement, le torticolis reparut et fut considéré pendant quelque temps comme une affection de peu d'importance. Ce n'est que lorsqu'on vit le mal persister que l'on commença à s'en préoccuper; des révulsifs externes et des pommades résolutives furent mises en usage. Mais les mouvements de la tête ne revinrent que très incomplètement : la flexion en avant et la rotation sur son axe en dehors et à droite étaient tout à fait impossibles.

Lorsqu'elle revint à Paris, deux mois après le début de la rechute, la malade présentait l'état suivant: la tête était inclinée à droite vers l'épaule et un peu en arrière vers le scapulum du même côté, et tournée à gauche, elle ne pouvait qu'à peine la baisser en avant et nullement l'incliner latéralement à droite, et ces tentatives de mouvement provoquaient des douleurs très vives dans la partie postérieure du cou, vers les attaches supérieures du trapèze droit. Le torticolis dépendait ici de la contracture de la portion claviculaire de ce muscle, que l'on voyait tendu et dont on sentait la résistance. Le déplacement de la tête par inclinaison était alors le seul qu'elle présentât; la colonne cervicale conservait sa rectitude, et les omoplates et les épaules un même niveau. Pendant plusieurs mois, des vésicatoires volants, promenés sur la partie postérieure du cou, des frictions belladonnées, puis deux fumigations de vapeur, ne produisirent qu'une amélioration légère ; la tête put s'incliner davantage en avant mais non pour se tourner en dehors. Vers le neuvième ou dixième mois eut lieu la déviation de l'axe du cou qui s'inclina à gauche comme pour contrebalancer le déplacement du centre de gravité de la tête inclinée à droite.

Ce fut alors que je vis la malade. En présence de cet état local, alors que tous les moyens si variés avaient échoué jusque-là, j'essayais de mettre le faisceau musculaire antagoniste de la portion claviculaire, contracturée, dans un état de contracture artificielle, en dirigeant sur lui un courant d'induction à intermittences rapides. Ce n'était certainement pas le sterno-cléïdo-mastoïdien gauche qui pouvait vaincre la résistance de la portion claviculaire du trapèze droit. Le père de la jeune fille, d'ailleurs, l'avait vainement excité et il n'avait obtenu de cette tentative qu'un peu de flexion en avant. Je dirigeai alors un courant à dose modérée sur le faisceau claviculaire du trapèze sain, c'est-à-dire du côté gauche, et j'obtins à l'instant un mouvement de rotation assez considérable de la tête, de gauche à droite. L'attitude plus normale de la tête qui résulta de cette opération ne se maintint pas ; néanmoins ses mouvements de latéralité furent possibles dès les premiers jours, et après quelques nouvelles excitations électriques dirigées de la même manière, les mouvements de rotation de la tête devinrent de plus en plus étendus, et son attitude fut plus satisfaisante, dès lors la verticale de la tête s'est rapprochée davantage de celle du tronc. On comprend que cette verticale ne pourra reprendre sa direction normale qu'avec le temps ; car le corps des vertèbres a dû éprouver une certaine dépression latéralement et dans le sens de l'inflexion de la portion cervicale.

III. *Ténotomie et myotomie.* — Nous réunissons dans ce paragraphe la ténotomie et la myotomie.

La ténotomie a été appliquée une fois au trapèze par Stromeyer dans le cas suivant, où il avait inutilement sectionné à deux reprises le sterno-cléïdo-mastoïdien.

OBSERVATION IV

Mlle N..., fille d'une mère calculeuse, et ayant une sœur hystérique, a toujours joui d'une bonne santé dans sa première enfance ; à 10 ans, elle fut souvent témoin d'attaques épileptiformes, survenues chez un de ses frères. Plus tard, son système nerveux devint très irritable, sans que toutefois sa santé fût altérée. Depuis sept à huit ans, les amies de Mlle N... avaient remarqué qu'elle portait la tête un peu inclinée, mais cette déviation devint de plus en plus prononcée, et évidemment involontaire. Au printemps de 1835, elle éprouva une violente frayeur à la vue d'un incendie ; la maladie prit un caractère grave et convulsif. La tête eût besoin d'être soutenue ; depuis, le mal fit des progrès.

Au mois d'avril 1836, je fus appelé auprès de la malade. Je la trouvai étendue sur un sopha, la tête appuyée sur des coussins. Aussitôt que celle-ci eût été soulevée, elle fut violemment et brusquement déviée à droite et fléchie à gauche. Le menton était au-dessus de l'épaule droite, et l'oreille gauche très près du sternum. La moitié gauche de la face avait subi, en même temps, une déformation remarquable. L'œil semblait sorti hors de l'orbite, les traits avaient l'expression d'une terreur profonde. Au bout de quelques secondes, la crampe passa, la tête reprit sa direction naturelle ; mais cet intervalle n'eût pas plus de durée que la crampe elle-même. Le siège évident de la maladie était la portion sternale du muscle sterno-cléïdo-mastoïdien gauche ; ce muscle se raccourcissait, pendant l'accès, de presque la moitié de sa longueur, et formait sur le côté du cou une saillie considérable et fort dure. Si, pendant la convulsion, on venait à presser le muscle avec les doigts, cellé-là acquérait une intensité beaucoup plus grande ; toute émotion un peu vive, le rire surtout, déterminait un accès violent et exaspérait la douleur, qui, naissant derrière l'oreille, se prolongeait jusqu'à la nuque.

Dans le commencement de la maladie, on arrêtait les crampes en soutenant la tête, en s'opposant à son inflexion ; la main d'abord, puis un lien fixé à la tête et retenu entre les dents, enfin, une cravate résistante leur opposaient un obstacle suffisant. Bientôt l'emploi de ces moyens devint si douloureux, que la malade préféra y renoncer. Malgré cet état pénible, auquel un sommeil de courte durée apportait seul quelque soulagement, Mlle N. jouissait d'ailleurs d'une bonne santé. Elle était seulement d'une irritabilité nerveuse fort grande. Un grand nombre de traitements internes ayant échoué, je proposai une opération qui fut acceptée avec empressement, et que je pratiquai le 26 avril. Le faisceau sternal fut soulevé avec l'indicateur gauche ; une ponction fut faite à la peau. Avec un bistouri à fistule, étroit et tranchant sur son bord convexe, et par un léger mouvement de va-et-vient d'avant en arrière, le tendon sternal du muscle fut divisé. Immédiatement la tête redevint libre et droite ; la malade croyait n'avoir jamais éprouvé de torticolis. Un appareil très simple servit à fixer la tête dans la situation verticale, la face étant tournée vers l'épaule gauche. Ce mouvement n'éprouvait aucun obstacle de la part du faisceau claviculaire, ni d'aucun autre muscle du cou.

Cette guérison, si rapide et si complète, ne se maintint pas. Quatorze jours après l'opération, la portion claviculaire se contracta, devint saillante, et la tête s'inclina de nouveau, quoique à un degré bien inférieur. Le 26 mai je divisai le faisceau claviculaire avec un bistouri étroit que je glissai sous la peau. Cette deuxième opération eut un résultat aussi promptement heureux que la première, et, cette fois, elle fut de plus longue durée.

Au mois de septembre suivant, la tête prit une direction vicieuse, elle s'inclina sur l'épaule gauche, la face ne se portant pas d'ailleurs dans le sens opposé. En examinant la malade avec attention, je constatai que le sterno-cléïdo-mastoïdien ne prenait aucune part à ce torticolis, qui était déterminé par la contracture de la portion claviculaire du trapèze. Celle-ci devint bientôt assez saillante pour qu'il fut facile de la diviser, le 14 septembre, par la méthode sous-cutanée. Un peu plus tard, je divisai, toujours sous la peau, une bride celluleuse, étendue du sterno-mastoïdien au scalène, qui me paraissait gêner les mouvements du cou. Depuis, la guérison s'est maintenue.

D'autre part, on sait que chez les animaux auxquels on fait la section des muscles de la nuque il reste de la parésie génitale. Le même fait, se reproduisant chez l'homme, ainsi qu'il résulte de l'observation V empruntée à Larrey, on doit se demander jusqu'à quel point le chirurgien a droit d'intervenir pour pratiquer la ténatomie et la myotomie. Néanmoins, la différence énorme qui existe entre la section localisée et sous-cutanée d'un faisceau musculaire contracté sensible sous la peau et la section de la presque totalité des muscles de la nuque nous autorise à admettre la section musculaire comme peu dangereuse.

OBSERVATION V

Le sujet de cette observation est le nommé Pierre S., chasseur à cheval au 22me régiment, lequel reçut d'un mameluk, à la bataille de Salhieh, en Egypte, un coup de sabre qui, après avoir coupé la peau et la protubérance de l'occipital, divisa les muscles extenseurs de la tête jusqu'à la sixième vertèbre cervicale dont l'apophyse épineuse fut rompue à sa base, près du canal rachidien. Il en résulta un lambeau énorme, renversé sur les épaules, et l'on trouva le menton du blessé appuyé sur la poitrine.

Après avoir extrait de la base de ce lambeau l'épine cervicale détachée par le sabre, et après avoir fait une incision perpendiculaire au point correspondant de la peau, pour l'écoulement des fluides, je procédai à la réunion de cette grande plaie, au moyen de plusieurs points de suture entrecoupée, secondés par un bandage contentif. Ce chasseur rentra peu de temps après dans son corps, parfaitement guéri, avec la seule infirmité d'être privé de ses facultés génératrices.

IV. *Névrotomie.*—La névrotomie et l'élongation des nerfs ont été pratiquées plusieurs fois dans des cas de torticolis postérieur et notamment par M. Tillaux.

Mais ces opérations n'ayant été pratiquées que dans des cas de torticolis postérieur *intermittent*, leur description ne rentre point dans le cadre que nous nous sommes tracé.

V. *Redressement lent.*— Ce mode de traitement qui comprend l'emploi des minerves et des colliers, dont nous n'avons pas à donner ici la description, doit être continué pendant très longtemps et fait d'une façon progressive et graduée ; hâtons-nous d'ajouter qu'il ne peut guère donner de résultats absolument favorables que s'il est employé de très bonne heure. Il semble même que ces résultats soient dus dans la plupart des cas aux manipulations qui ont été employées concurremment avec les appareils.

VI. *Redressement forcé.* — Le mode de traitement comprend trois méthodes qui sont : la suspension à l'aide de l'appareil de Sayre, l'extension nouvelle proposée par M. Larghi, et le massage suivi d'application d'un appareil inamovible.

A. *Suspension à l'aide de l'appareil de Sayre.*—Dans ces dernières années, M. de Saint-Germain a proposé la suspension à l'aide de l'appareil de Sayre, et bien que nous ne connaissions pas d'observation de torticolis postérieur permanent traité de la sorte, nous croyons devoir citer ici les les propres paroles de M. de Saint-Germain :

Un moyen très préconisé actuellement pour les déviations du rachis pourrait peut-être être employé avec fruit dans le traitement du torticolis : je veux parler de la suspension par la tête à l'aide de l'appareil de Sayre : je ne serais pas surpris que dans le torticolis par contracture des muscles du cou, que cette contracture fût essentielle ou consécutive à une arthrite cervicale, on ne parvînt par ce moyen, en lassant les muscles du cou et en particulier le splénius et le trapèze, à obtenir un redressement durable. Encore serait-il nécessaire de ne point procéder comme on le fait depuis l'introduction de cet appareil en France, et d'établir aussi rigoureusement que possible le diagnostic de la lésion sous-occipitale et surtout la période de cette lésion ; car je craindrais que la suspension, si par malheur on la pratiquait sur un mal de Pott cervical supérieur non guéri, n'amenât des accidents foudroyants surtout si l'enfant effrayé se livrait à des mouvements désordonnés et à des contorsions qui sont familières à cet âge. C'est donc, je le répète, un moyen que l'on pourrait employer dans le traitement du torticolis, mais en prenant beaucoup de précautions que la crainte d'une catastrophe rendrait trop légitimes.

Cette méthode employée concurremment avec une contre-extension sur les deux membres inférieurs a donné à Bœkel (de Strasbourg) un succès dans un cas de torticolis intermittent.

On pourrait expliquer de la même façon le mode d'action de l'extension continue à l'aide du caoutchouc.

B. *Massage* — Le premier chirurgien ayant employé le massage dans le traitement du torticolis est sans contredit Récamier (1), qui publia dans la *Revue médicale* de 1838 un mémoire dans lequel il considère les sections des muscles comme rarement nécessaires dans les cas de torticolis, hors les cas de dégénérescence fibreuse ou de défaut congénital de longueur convenable de ces muscles; il conclut même que dans les torticolis le massage semble devoir suffire au traitement, comme à celui des crampes ordinaires.

A l'appui de son dire, Récamier publie, entre autres observations, les deux observations suivantes, relatives à des cas de torticolis postérieurs anciens.

OBSERVATION VI

Je fus mandé à Versailles au printemps de 1837 par une dame âgée de cinquante ans environ, traitée par M. le professeur Bataille. Elle souffrait d'une manière atroce depuis plusieurs mois ; un grand nombre de moyens calmants, dérivatifs, etc., avaient été inutiles. En examinant la malade, qui passait son temps dans un fauteuil, je trouvais que les muscles de la partie postérieure du cou, très contractés, était le siège des douleurs atroces qu'éprouvait cette dame depuis quatre mois environ. Le massage fut aussitôt commencé, et, au prix de douleurs violentes instantanées, la malade fut laissée sans souffrance. Elle a eu de simples ressentiments depuis.

Je ne sais si j'ai pu me faire bien entendre de la malade

(1) Récamier. — Extension, massage et percussion cadencée dans le traitement des contractures musculaires, in. *Revue Médicale*, 1838.

et de sa famille sur l'importance du massage dans les douleurs causées par des crampes musculaires qui cèdent toutes au massage, ou à la simple compression, ou à l'extension des muscles affectés.

OBSERVATION VII

Le 20 décembre dernier, je fus mandé en consultation rue de P..., avec M. Chevreux et Lisfranc, pour une dame âgée de trente-quatre ans, mère de plusieurs enfants. D'après le rapport qui fut fait par M. Chevreux, la malade avait éprouvé, quelques mois auparavant, des accidents hystériques, à la cessation desquels il se développa d'abord une douleur violente à la région coccygienne, et ensuite à la région cervicale et occipitale, avec des retours paroxystiques prolongés et accompagnés de souffrances atroces qui lui arrachaient des hurlements. A travers ces scènes de douleurs désespérantes, on eut à combattre des accidents inflammatoires épisodiques dans l'utérus et ses dépendances; la malade a été vue depuis en consultation par MM. Andral et Chomel.

L'histoire de la médication présente l'emploi des antiphlogistiques, des saignées générales, des bains de diverses sortes par immersion et par effusion, des dérivatifs, des vésicatoires, des cautères, de la méthode cadermique et de la méthode narcotique portée jusqu'à 75 grains d'opium en 24 heures, en augmentant de 4 grains par heure, et cela sans narcotisme. Mais l'application de 4 grammes d'extrait de datura stramonium sur un vésicatoire du cuir chevelu fut immédiatement suivie d'une sidération narcotique des plus graves, contre les accidents de laquelle M. le docteur Chevreux eut à lutter depuis le matin jusqu'au soir, par la saignée, les synapismes, les diffusibles, etc., la malade n'ayant récupéré la connaissance que tard dans la soirée, époque où finit cette espèce d'agonie dont tout le bénéfice fut la suspension des douleurs coccygiennes et occipitales pendant 8 jours, après lesquelles elles recommencèrent avec plus de furie qu'auparavant. Il est remarquable qu'après cette époque un seizième de grain d'extrait de datura stramonium à l'intérieur, détermina de nouveaux accidents de narcotisme. Depuis, de très petites saignées, des adoucissants formaient toute la base du traitement, lorsque je fus demandé en consultation le 20 décembre dernier. Après avoir entendu les détails très circonstanciés dont je viens de donner un simple résumé et après avoir examiné la malade, je proposai le plan de conduite suivant, comme moyen d'étudier la maladie.

1° Une ceinture hypogastrique avec une garniture pour comprimer et soutenir doucement le coccyx et le podex au moyen d'un coussinet ;

2° Des lavements antispasmodiques avec l'asafœtida seul ou avec le camphre, ou avec le castoreum, et peut-être quelques gouttes de laudanum ;

3° Des pilules de musc seul, ou associé au camphre ou à l'asa fœtida ;

4°Le sulfate de quinine en quarts de lavements, dans de la purée d'amidon seule ou associée aux antispasmodiques et au laudanum, si la périodicité se dessinait plus clairement ;

5° L'électro-puncture ;

6° Le massage et l'extension des muscles qui se trouveraient en contraction dans les paroxysmes de douleurs.

Comme je tâchais de faire entendre à MM. Chevreux et Lisfranc sur quoi je me fondais pour proposer ce dernier moyen, on accourut dans l'appartement où nous étions réunis pour nous annoncer que la malade était prise d'un de ses paroxysmes qui duraient ordinairement plusieurs heures, trois ou quatre au moins. Nous nous rendîmes aussitôt près de la malade, dont les cris ou plutôt les hurlements nous avertirent de reste de la violence de ses souffrances. Sa tête était renversée en arrière, et ses traits décomposés par les convulsions et les contorsions de la douleur. Ayant reconnu la contraction violente des muscles de la partie postérieure du cou jusqu'à l'occiput, au dos et aux épaules, je priai M. Lisfranc de fixer l'épaule gauche de la malade en avant, et M. Chevreux d'en faire autant de la droite. Alors, d'une main, je portai la tête en avant, tandis que, de l'autre, je massai les muscles contractés. Ayant fléchi la tête en avant, avec de grands cris de la malade, je suspendis la manœuvre pour juger de la manière dont se comportait la douleur. La malade alors cessa de crier et annonça qu'elle était soulagée ; le sourire remplaça même les convulsions de la douleur comme témoin irrécusable du soulagement. Je repris le massage et fis exécuter quelques mouvements à la tête, après lesquels l'attaque fut terminée.

Voilà donc une attaque douloureuse, ordinairement de plusieurs heures, réduite à quelques secondes, ou, si l'on veut, à une minute ou deux. Depuis le 20 décembre jusqu'au 7 janvier courant, il n'y a plus eu de violentes attaques ; aucune n'a résisté au massage ; et la malade, très soulagée, est décidée à continuer le plan convenu par son médecin ordinaire. Elle n'avait point éprouvé de rémissions semblables, d'après son rapport et celui de M. Chevreux, depuis le commencement de la maladie. Il est clair que cet amendement étant dû à des moyens qui ne s'usent pas facilement, on peut espérer qu'au lieu de diminuer, il ira en augmentant.

A la suite de la publication de ce mémoire, Récamier fut vivement attaqué dans les *Archives générales de médecine :* on ne craignit pas d'assimiler les succès de cet éminent praticien aux opérations ténébreuses d'un empirique qui avait été condamné par le tribunal d'Orléans pour exercice illégal de la médecine, et l'on alla jusqu'à signaler le massage comme une pratique déshonnête !

Et pourtant cette même année, les mêmes *Archives* (1) publient un cas de guérison obtenue *sans opération*. Cette observation est relatée dans un long article de M. Vallin, intitulé : *Guérison d'un torticolis ou contracture d'un muscle sterno-cléïdo-mastoïdien, avec rotation de la tête, inflexions et torsions du rachis.* Nous nous contenterons de rappeler ici les conclusions de cet article : « L'exten-

(1) Archives générales de médecine, 1838, t. III.

sion permanente des pressions méthodiques, la gymnastique et des massages fréquents (trois fois par jour) firent la base du traitement de cette difformité remarquable. Le traitement dura quinze mois et M. Vallin termine ainsi : « Depuis dix-huit mois qu'on a cessé tout traitement, la guérison s'est maintenue. » Bien qu'il s'agisse ici d'un cas de torticolis dû au sterno-cléïdo-mastoïdien, il nous a paru bon de rappeler le fait en parlant du massage. M. Vallin admet, en effet, que, dans le traitement de cette affection, la section musculaire doit se restreindre aux cas rares où les moyens orthopédiques rationnels ont échoué entre les mains du médecin orthopédiste, et il ajoute : « On doit d'autant plus volontiers en agir ainsi que la section de ces muscles ne dispense point de l'application d'appareils mécaniques, même pendant un temps assez long, et que ceux-ci, employés seuls, ont suffi pour obtenir, comme je l'ai démontré par des faits, des guérisons aussi promptes que chez les sujets où l'opération et les appareils avaient été simultanément mis en usage. »

Dans le courant de la même année, Séguin, qui s'était rallié à l'opinion de Récamier, ayant eu l'occasion d'observer un cas de torticolis datant de sept mois, songea à employer le massage qui lui réussit pleinement. Voici, d'ailleurs, cette observation que nous empruntons à la *Revue médicale* de 1838.

OBSERVATION VIII

Communiquée à l'Académie de médecine, le 24 avril 1838, par Séguin.

Eugène D..., âgé de dix ans, d'une constitution lymphatique, fut atteint (1), au commencement du mois

(1) Séguin. — Torticolis datant de sept mois, avec déviation de l'épine guéri par l'extension, le massage et la percussion condensée ; in. Revue médicale, 1838.

d'août 1837, d'une fièvre scarlatine, compliquée d'accidents cérébraux très graves, à la suite de laquelle survint un engorgement inflammatoire des ganglions cervicaux du côté droit, qui portait le malade à incliner sa tête sur l'épaule droite, afin de diminuer la tension des parties douloureusement enflammées. Ce fut à partir de ce moment que l'enfant qui fait le sujet de cette observation contracta la funeste habitude de pencher continuellement sa tête à droite. Les douleurs vives qu'il éprouvait lorsqu'il voulait la redresser ne contribuèrent pas peu à déterminer bientôt une contracture permanente du muscle sterno-mastoïdien de ce côté, qui rendit le redressement de la tête impossible. Malgré l'emploi des frictions *loco dolenti*, des vésicatoires au bras, le séjour de la campagne, l'exercice au grand air et l'usage de plusieurs autres médications auxquelles le médecin ordinaire du malade le soumit alors, le torticolis persista. Ce jeune garçon éprouvait, en outre, des douleurs très vives dans la tête et dans la région cervicale, que la moindre secousse augmentait. Dans le mois de mars dernier, son père s'aperçut d'un commencement de déviation de l'épine à gauche. On lui applique un vésicatoire au cou, qui n'eut d'autre résultat que de faire souffrir le malade, et d'augmenter la tension et l'irritabilité des parties qui étaient le siège du torticolis. Ce fut quelque temps après l'emploi de ce dernier moyen que le malade me fut présenté.

Je fus frappé de l'air d'hébétude qui était peint sur sa physionomie. Sa tête était pour ainsi dire couchée sur l'épaule droite. Je ne pouvais faire la moindre tentative de redressement sans lui arracher des cris. Les mastoïdiens se contractaient vivement dans les mouvements d'extension que j'imprimais à la tête. Lorsque l'enfant voulait regarder à gauche ou exercer un mouvement partiel de la tête dans cette direction, il se tournait, comme on dit vulgairement, tout d'une pièce. Il ne pouvait s'abaisser vers le sol pour relever quelque objet, sans éprouver des douleurs vives à la partie postérieure du cou. En un mot, il éprouvait tous les inconvénients que détermine toujours le torticolis, lorsqu'il date déjà de quelque temps. Ayant examiné la région dorsale, je remarquai, en outre, un commencement de déviation de la portion cervicale de la colonne épinière. L'épaule gauche était plus élevée que la droite, et l'omoplate du même côté faisait une saillie en arrière.

Frappé de l'état vraiment déplorable auquel une maladie purement locale et limitée avait réduit ce jeune malade, et des conséquences qu'elle pouvait entraîner, soit pour sa santé, soit pour son intelligence, ayant lu dans un des derniers numéros de la *Revue* les bons effets que M. Récamier avait retiré de l'extension, du massage, et de la percussion cadencée dans des cas analogues, je résolus d'employer ce traitement : mais sachant que ce grand praticien désirait avoir l'occasion de rencontrer des malades atteints de torticolis, je lui présentai ce jeune garçon. Immédiatement après un court examen, nous eûmes recours à ce procédé. Tandis que je fixais solidement les deux épaules du malade, M. Récamier commença à masser avec ses doigts les muscles de la région mastoïdienne et à imprimer à la tête des mouvements alternatifs et cadencés de flexion et d'extension de droite à gauche, toutefois avec beaucoup d'énergie. Cette manœuvre assez douloureuse dura huit à dix minutes. Au bout de ce temps la tête de l'enfant était presque entièrement redressée. Il restait cependant encore, comme on le pense, beaucoup de raideur dans les mouvements et une grande tendance de la tête vers la flexion latérale droite. Je répétai moi-même pendant plusieurs jours la même manœuvre, en augmentant de plus en plus l'étendue et la rapidité des mouvements. Le quatrième jour la tête était parfaitement redressée, l'enfant exécutait lui-même des mouvements de flexion et d'extension de droite à gauche et réciproquement avec facilité. Peu à peu la contracture a complètement disparu. L'enfant se livre à toute sorte d'exercices (ce qu'il ne pouvait faire auparavant) ; sa physionomie perd peu à peu cette expression d'étonnement qu'elle présentait d'abord ; enfin, au bout de douze jours, il se trouva dans l'état le plus satisfaisant, ne conservant plus qu'une très légère raideur, qui depuis lors a complètement disparu.

A la suite de cette observation, Séguin ajoute que ce

fait est complètement en faveur de la méthode de Récamier, qu'il en prouve l'efficacité même dans une affection déjà ancienne et que le cas échéant, il n'hésiterait pas, pour sa part, à employer ce traitement.

Malgré ces succès, peut-être parce que la ténotomie était une opération nouvelle, peut-être aussi parce que l'anesthésie n'était point connue à cette époque le massage fut abandonné.

C. *Extension manuelle.* — En 1862, M. Larghi, chirurgien en chef de l'hôpital de Vercelli, proposa de substituer, dans la cure des contractures musculaires, l'extension manuelle à la ténotomie. Il partait de ce principe que ce n'est pas sur un point seulement de son trajet qu'il est nécessaire d'obtenir l'allongement d'un tendon rétracté, mais dans toute sa longueur : M. Larghi pense que les parties contractées étant atrophiées, il n'y a que l'extension qui pourra leur donner leur longueur en leur redonnant le mouvement et l'exercice. Cette extension doit quelques instants être très douce et pratiquée avec une grande lenteur.

M. Larghi a employé avec succès cette méthode dans le traitement du pied bot et des contractions de la main sur l'avant-bras.

Dans sa thèse inaugurale, M. Couillard-Labounote, étudiant comparativement le massage, l'extension manuelle et l'extension à l'aide d'appareils orthopédiques pense que ces trois méthodes qui tendent vers le même but sont bonnes, mais qu'elles ont le défaut d'être absolues. Selon lui, le massage tel que le pratique Récamier peut présenter des avantages dans certains cas et l'on devra l'essayer avant de recourir aux moyens extrêmes.

Il ajoute que les mains qui sont intelligentes et ont conscience de la force employée lui paraissent préférables aux machines aveugles et inconscientes. L'extension doit être douce et continue : il faudrait donc employer les machines à maintenir le résultat obtenu par les mains, de façon à ce que dans l'intervalle de deux séances l'amélioration obtenue ne fût pas perdue.

D. *Massage suivi d'application d'appareil inamovible.* — En 1878, M. Delore, chirurgien en chef de la Charité, publia dans la *Gazette hebdomadaire* un article dans lequel il appelait l'attention sur le traitement du torticolis postérieur par le redressement brusque. Nous empruntons à ce travail la description suivante :

Procédé opératoire. — « Voici, dit M. Delore, de quelle façon j'opère : le malade étant complètement endormi, est assis sur un tabouret peu élevé. Deux aides, également assis, saisissent chacun un bras qu'ils tiennent verticalement en bas, et maintiennent à son aide l'équilibre du corps. L'opérateur s'empare de la tête et lui fait exécuter doucement, progressivement, des mouvements de rotation et d'inclinaison en sens inverse. Peu à peu le redressement s'opère ; on dépasse même la rectitude. De temps en temps des craquements se produisent ; ils sont dus à de petites brides fibreuses, qui cèdent brusquement. La colonne vertébrale incurvée se redresse elle-même, et au bout d'un instant, qui a varié de cinq à dix minutes, le redressement est complet.

Immédiatement après, j'applique avec soin un bandage silicaté, pendant la fabrication duquel un aide vigoureux maintient la tête déviée en sens inverse. Ce bandage embrasse la poitrine, le cou et la tête, excepté la face ; ces parties sont convenablement recouvertes de coton, pour éviter tout contact douloureux. (FIGURE 1)

Pour consolider le bandage, quatre attelles de carton mouillé imbibées de silicate sont appliquées en arrière et sur les côtés. Le tout est maintenu immobile jusqu'à dessication au moyen de quelques attelles de fil de fer.

Ajoutons quelques petits détails : dans un cas, je fus obligé d'enlever prématurément le bandage, à cause de la pullulation d'une grande quantité de poux ; depuis lors, je saupoudre préalablement les cheveux avec la poudre Vicat et l'inconvénient ne s'est pas reproduit. Si les cheveux sont trop longs, on les coupe ou bien on leur laisse une ouverture après les avoir réunis en faisceau. FIGURE 2.

OBSERVATION IX

Torticolis postérieur. Redressement forcé. Guérison.

R. (Jeanne), âgée de onze ans, demeurant à Lyon, est affectée de torticolis. Elle entre à la Charité (salle Sainte-Amélie, nº 30), le 8 décembre 1874.

Elle jouit d'une bonne santé et n'a pas eu de maladies graves antérieures. FIGURE 3.

Il y a quinze mois environ, elle eut un eczéma du cuir chevelu avec adénite cervicale multiple, qui persista. En même temps, la tête se fléchit à gauche et la face se tourna à droite. Trois mois après, l'eczéma et l'adénite disparurent, mais l'attitude vicieuse devint permanente.

A son entrée à l'hospice, la malade se présente avec une flexion marquée de la tête à gauche et en avant, et une rotation de la face à droite, suivant un angle d'environ 65 degrés, avec le plan médian-antéro-postérieur. Le cou présente, dans son aspect général, des modifications importantes ; vu par devant, il paraît plus court et élargi transversalement, Le sterno-mastoïdien gauche est saillant sous la peau ; celui du côté droit ne paraît pas. Par derrière, la petite gouttière correspondant au ligament sus-épineux (ligament cervical postérieur) est porté sur la gauche. La masse des muscles de la nuque est beaucoup plus saillante à droite qu'à gauche ; ils sont refoulés par l'incurvation convexe des vertèbres cervicales. Les mouvements spontanés sont très limités ; l'extension seule est possible et dans une étendue restreinte. Les mouvements communiqués sont plus étendus, mais ils provoquent une vive douleur au niveau du trapèze et du complexus gauche.

Le 10 décembre, la malade est photographiée.

Le 15, anesthésie, massage dans tous les sens.

Le redressement est complet, toute contracture a disparu. Application d'un bandage silicaté, qui est laissé en place un mois et demi. La tête est tournée en sens inverse.

Les suites de l'opération ont été des plus simples ; pas de fièvre, appétit conservé, pas de douleur.

Le 1er février, l'appareil inamovible est remplacé par un appareil Bonnet. Le redressement obtenu lors du massage est parfaitement conservé.

Le 15, on supprime tout appareil. La malade n'accuse plus aucune gêne ; les mouvements sont complets et faciles, ils ne provoquent aucune douleur.

A cette époque on la photographie de nouveau. (voy. fig. 4).

Sortie le 20 février.

OBSERVATION X

TORTICOLIS POSTÉRIEUR. — MASSAGE. — REDRESSEMENT FORCÉ. — GUÉRISON

Julie B..., de Cormoranche (Ain), habitant Thoissey, âgée de onze ans et demi, entre à la Charité (salle Sainte-Amélie), le 8 mars 1873.

Il y a trois mois elle fut atteinte d'une angine, pour laquelle on appliqua un vésicatoire à la nuque. L'angine guérit et fut suivie d'un torticolis.

Aujourd'hui, 12 mars, la malade accuse une douleur qui s'exaspère à la pression et qui a son siège à la nuque, au niveau de la partie moyenne du trapèze et du complexus droit ; la tête est inclinée de ce côté ; l'extrémité inférieure de l'oreille droite est de trois centimètres plus abaissée que du côté gauche ; la face regarde du côté gauche, et la verticale prolongée par la symphyse du menton passe à un centimètre environ en dehors de l'articulation sterno-claviculaire gauche.

On n'aperçoit aucune saillie des muscles sterno-mastoïdiens. Au moindre effort de redressement la malade accuse une vive souffrance au niveau du trapèze et du complexus droits.

Le 14 mars, opération de redressement par le massage, suivie de l'application d'un bandage amidonné. Deux mois aprés, guérison complète.

OBSERVATION XI

TORTICOLIS POSTÉRIEUR

C... (Nicolas), demeurant à Parcieux, âgé de onze ans, entre à la Charité (salle Saint-Pierre numéro 15) le 5 décembre 1876.

Cet enfant jouit d'une bonne santé. Il y a quinze jours, il fit, par un temps froid, une course d'une vingtaine de kilomètres ; le lendemain, il ressentit des douleurs vives dans toute la tête et dans le cou, les mouvements ne sont toutefois pas très douloureux. Deux jours après les douleurs deviennent très vives, surtout dans la partie postérieure du cou ; le malade ne peut plus remuer le cou ; la face est tournée à droite, la tête à gauche. Le médecin qui le voit lui fait mettre un collier. Les douleurs s'arrêtent le lendemain ; le cou reste toujours dans la même position.

Actuellement, le malade ne souffre plus. Les mouvements s'exécutent dans une certaine étendue ; les sterno-cléïdo-mastoïdiens ne sont pas contractés ; la contracture existe dans les muscles de la région postérieure du cou.

Le malade est anesthésié. La contracture musculaire disparaît complètement ; après un peu de massage on l'immobilise dans un bandage, en ayant soin de maintenir la face tournée à droite et d'incliner la tête à gauche.

7 février. — Cet enfant vient me voir aujourd'hui. Il n'a plus aucune trace de torticolis.

OBSERVATION XII

TORTICOLIS POSTÉRIEUR

M..., (Marie-Louise), née à Oyonnax (Ain), âgée de neuf ans, entre à la Charité (salle Sainte-Marie, n° 2), le 20 octobre 1876.

Il y a deux mois, cette malade fut piquée, dit-elle, par une mouche, et vit son cou s'œdématier ; quelques jours après, elle se mouilla, et, à dater de ce moment, elle éprouva de la douleur dans le cou et de la difficulté à exécuter les mouvements habituels.

Actuellement, la face est tournée à gauche et la tête inclinée à droite ; le sterno-cleïdo-mastoïdien droit n'est pas contracturé, mais la cinquième vertèbre dorsale fait une saillie tellement exagérée en arrière et à gauche que l'on pourrait croire à une arthrite cervicale.

Le 26 octobre, on opère le redressement. Après avoir endormi la malade, on lui met un bandage silicaté, en ayant soin de tourner la tête à gauche et la face à droite.

Le 10 décembre, le bandage est enlevé ; la malade remue la tête sans douleur ; l'inclinaison vicieuse n'existe plus.

Le 20, exeat. La malade va très bien.

OBSERVATION XIII

TORTICOLIS POSTÉRIEUR — MASSAGE — REDRESSEMENT

Marie P..., née à Lentilly (Rhône), âgée de dix ans et demi, entre à la Charité (salle Sainte-Amélie, n° 32), le 18 octobre 1875.

Elle est affectée de torticolis depuis quatre mois. Il est assez difficile d'avoir des renseignements sur ses antécédents ; toutefois, il est certain qu'elle a été atteinte d'adénite cervicale multiple. La tête est inclinée à gauche et la face tournée à droite. Le muscle sterno-mastoïdien gauche ne fait aucune saillie sous la peau. En avant des muscles postérieurs et sous leurs faisceaux, on constate quelques petits ganglions peu douloureux à la pression. Ces muscles postérieurs sont légèrement contracturés ; au niveau de la deuxième cervicale, on constate une incurvation vertébrale à droite et en arrière.

Le 22 octobre, anesthésie ; massage ; bandage silicaté, en inclinant la tête à droite et tournant la face à gauche (voy. fig. 2).

La figure montre que les cheveux, très abondants, ont pu être conservés sans inconvénients.

La photographie a été faite un mois après l'opération.

Quoique Marie P... puisse à peine écarter les dents, elle a continué à bien manger et son embonpoint a augmenté. Je dois dire qu'une constriction aussi exacte n'est pas nécessaire.

Le 28 novembre, on enlève l'appareil. La tête est droite ; l n'y a aucune tendance à la rétraction.

On ne place aucun appareil.

Le 30 novembre, elle sort guérie.

OBSERVATION XIV

TORTICOLIS POSTÉRIEUR

Françoise T..., âgée de huit ans et demi, entre à la Charité, le 30 avril 1871.

Cette enfant est d'une constitution assez faible ; elle a déjà eu plusieurs maladies assez graves et son facies annonce un état général peu satisfaisant. Elle est maintenant atteinte d'un torticolis musculaire, sur l'origine duquel nous manquons de renseignements précis ; l'enfant prétend que cette infirmité lui est survenue à la suite d'une fièvre grave ; son bas-âge ne nous permet pas d'accepter ce renseignement comme authentique.

Actuellement, elle a la tête inclinée à gauche et regardant à droite. Le muscle sterno-cléïdo-mastoïdien ne paraît pas être le siège d'une contraction considérable ; les ganglions de la région gauche sont quelque peu engorgés.

Le 12 mai, jour fixé pour l'opération, M. Delore fit placer la malade sur une chaise, et, après l'avoir éthérisée, il pratiqua lentement et avec précaution le massage ; les épaules et le tronc étaient maintenus immobiles par un aide pendant cette opération.

Au bout de dix minutes, le résultat fut des plus satisfaisants ; non-seulement, le torticolis que j'ai décrit plus haut n'existait plus, mais le chirurgien en avait produit un nouveau dans une direction opposée.

Il fallait maintenant conserver le résultat obtenu, car il est bien évident que si la tête n'était pas immobilisée, elle retournerait à son ancienne position. Pour cela, M. Delore se servit d'un procédé très ingénieux qu'il avait déjà employé dans d'autres cas et qui consiste à faire un immense bandage amidonné, occupant la tête et toute la partie supérieure du tronc, la face et les membres supérieurs restant libres. Ce bandage fut consolidé au moyen d'attelles de fil de fer placées à la partie postérieure et latérale du corps. Cet appareil, très original, maintenait parfaitement la tête de l'enfant dans la position voulue. Une précaution qui n'a pas été omise consiste à saupoudrer la tête de l'enfant d'une préparation empêchant la reproduction des poux, sans cela le port du bandage lui deviendrait bientôt intolérable

Trois semaines plus tard, la tête de l'enfant fut mise à nu ; elle était à peu près dans son état normal ; néanmoins, on remarquait une légère tendance à retourner à son ancienne position. Pour obvier à cet inconvénient, on lui applique l'appareil de M. Blanc.

OBSERVATION XV

TORTICOLIS POSTÉRIEUR AYANT PRODUIT LA PARALYSIE DU BRAS. — REDRESSEMENT FORCÉ. — GUÉRISON

Louise B..., née à Lyon, âgée de quatorze ans et huit mois entre à la Charité (salle Sainte-Amélie, numéro 52), le 22 novembre 1875. Elle est affectée d'un torticolis postérieur. Réglée au mois d'avril 1875, au moment de l'apparition de la deuxième menstruation (mai 1875), elle boit de l'eau glacée, qui en empêche le retour. C'est depuis cette époque qu'elle commence à ressentir une certaine gêne dans les mouvements du cou ; cependant le début de ce torticolis fut assez lent. On lui fit, à cette époque, différentes frictions et des badigeonnages à la teinture d'iode, qui restèrent sans résultat appréciable.

Il y a environ un mois, elle eut progressivement une paralysie incomplète du bras gauche ; on fit sans résultat l'électrisation et des frictions pendant un mois. M. Delore pratiqua alors un massage doux, mais prolongé. A partir de ce moment, la paralysie fut améliorée ; le bras recouvra ses mouvements ; le torticolis seul persista.

Actuellement, 25 janvier, l'avant-bras est bien développé ; les muscles du côté gauche du cou en avant et en arrière font une légère saillie arrondie, au niveau de la troisième cervicale, qui est due à leur refoulement en arrière par l'apophyse transverse de la vertèbre déviée. Les sterno-mastoïdiens ne font aucune saillie et ne sont nullement rétractés ; ils ne sont pas tendus quand on fait les manœuvres de redressement.

La tête est fortement inclinée et fléchie à gauche, et la face tournée à droite.

La tête est transportée en totalité du côté gauche ; la colonne cervicale est fortement infléchie ; une verticale, abaissée du milieu du menton, tombe à cinq centimètres du milieu de la fourchette sternale. L'épaule gauche est plus élevée que la droite.

Mouvements volontaires. L'inclinaison est possible, mais la rotation ne l'est pas ; tous les muscles de la région s'y opposent.

Mouvements communiqués. Le redressement est possible, facile même. Cependant douleur et résistance aux insertions supérieures des muscles de la nuque et du cou à droite.

Cette jeune fille est d'une extrême pâleur. Le 28 janvier, mise en appareil après le massage forcé (procédé de M. Delore) ; craquements très forts pendant le redressement.

Le 30, l'appareil, qui s'était un peu dérangé, est redressé et consolidé par de nouvelles bandes silicatées. Pas de souffrances ; appêtit conservé.

Le 8 mars, l'appareil est enlevé, le redressement est complet.

Le 9, application d'une minerve.

Le 17, examen : guérison à peu près complète ; un peu de raideur, mais tous les mouvements du bras et du cou sont possibles. Les deux épaules sont à la même hauteur ; pas de déviations ni d'inflexions de la colonne. A partir du redressement, tous les phénomènes paralytiques disparurent complètement, preuve qu'ils étaient sous l'influence de la déviation vertébrale.

Le 10 avril. Cette malade a repris de l'embonpoint et des couleurs. La guérison est complète.

OBSERVATION XVI

TORTICOLIS POSTÉRIEUR. — REDRESSEMEMT FORCÉ GUÉRISON

C.., (Marie-Françoise), née à Eillechenêne (Rhône), âgée de dix ans, entre à la Charité (salle Sainte-Amélie numéro 31) le 26 juillet 1875, il y a 8 mois, cette jeune fille bien portante jusque là, fut atteinte de douleurs rhumatismales, localisées aux jambes, puis à la région cervicale postérieure. Elle a dû garder le lit deux mois, après lesquels la convalescence fut rapide; mais déjà la tête s'était infléchie à gauche, la face tournée à droite. Elle est atteinte depuis six mois de torticolis permanent.

A son entrée à la Charité, on constate la déviation indiquée, les mouvements de la tête sont nuls ; les mouvements provoqués sont très limités et douloureux Le sterno-mastoïdien gauche fait une saillie légère, mais n'est pas rétracté d'une façon permanente. Le trapèze est contracturé, une douleur se produit sur les parties latérales de la troisième cervicule dans les efforts de redressement.

Le 30 juillet, anesthésie ; massage, redressement progressif ; application d'un bandage silicaté, en donnant à la tête une position opposée. (FIGURE 7.)

Le 6 octobre, on enlève l'appareil. La tête et la face sont dans une bonne direction; les mouvements volontaires, un peu gênés, il est vrai, s'exécutent dans tous les sens. Aucun appareil n'est appliqué. L'enfant reste dans le service en surveillance.

Le 12, les mouvements ont perdu leur gaucherie ; l'attitude est bonne. Marie C.. peut être considérée comme guérie.

Le 15 novembre. La guérison s'est maintenue. L'attitude et les mouvements ne laissent rien à désirer.

OBSERVATION XVII

TORTICOLIS POSTÉRIEUR. — MASSAGE LÉGER REDRESSEMENT

Louise G..., âgée de 7 ans, entre le 2 avril 1874, à la Charité (salle Sainte-Amélie), numéro 10.

La malade a été atteinte d'une brûlure de la région mastoïdienne gauche, avec de l'eau chaude, le 25 décembre dernier. La plaie produite par la brûlure, d'un aspect simple et de peu d'étendue, n'amena d'abord aucune espèce de complication. Mais la guérison paraissant se faire attendre outre mesure, les parents amenèrent l'enfant à la Charité,

On remarque, à l'entrée, une légère flexion de la tête du côté gauche avec rotation très visible; la face était tournée du côté opposé. Le travail inflammatoire s'était propagé à la partie supérieure du sterno-cléïdo-mastoïdien et la myosite consécutive amenait la rétraction progressive du muscle. Cependant les symptômes de torticolis ne s'exagèrent pas considérablement. On pratique le massage. Peu à peu le redressement de la tête devient indolore, et lorsque la plaie est cicatrisée les mouvements ne sont plus gênés en aucune façon.

L'enfant part le 25 mai en parfaite guérison.

OBSERVATION XVIII

Marie G., de Sens (Saône-et-Loire), âgée de dix ans, entre à la Charité, salle Sainte-Marie, le 7 août 1869 (Fig. 5.)

Cette jeune fille, douée d'une bonne santé, n'a eu jusqu'ici aucune maladie grave. Il y a un mois et demi, elle fut atteinte d'un violent coup de pierre derrière l'oreille gauche, au niveau du tiers externe de la ligne courbe occipitale supérieure. Une plaie fut produite, qui guérit rapidement ; on en voit la cicatrice. Mais peu à peu les parties musculaires qui s'insèrent dans cette région se rétractèrent ; il y eut déviation de la tête et du cou, et bientôt le degrès du torticolis fut tel que les parents nous amenèrent l'enfant chez laquelle nous constatâmes l'état suivant :

Quand le corps est placé de face, le visage se voit de trois quarts : la joue gauche est couchée le long de la clavicule droite ; le menton atteint l'apohyse coracoïde du même côté. La poitrine est fortement projetée en avant ; l'épaule gauche est remontée. Par le fait, la tête est fortement fléchie sur le thorax. (Fig. 6.)

En examinant l'enfant par le côté, on voit que la colonne vertébrale est très convexe en arrière ; par compensation, les régions du dos et des lombes, et le sacrum luimême, décrivent par leur ensemble une courbe concave en arrière, à rayon beacoup plus grand que celui de la courbe cervicale. (Fig. 7)

Si l'on regarde le sujet par derrière, on apprécie les courbures latérales de la colonne ; au cou elle est concave à gauche, et au dos convexe du même côté.

Dans cette situation la jeune fille souffre ; la respiration est gênée, la déglutition difficile, d'où résulte un amaigrissement progressif. La moindre tentative de redressement éveille des douleurs intolérables.

Le 10 août, la malade est placée sur une chaise et anesthésiée par l'éther. Le tronc étant fixé par des aides, je saisis la tête, et par des manœuvres prudentes je la redresse progressivement ; en insistant avec une certaine énergie, j'obtins peu à peu une rectitude complète que j'arrive même à déposer. Après dix minutes de manœuvres, la tête et le cou exécutent tous les mouvements normaux.

Pendant toute la durée de l'opération, je n'ai senti acun faisceau musculaire saillant qu'il fût possible de sectionner. Le redressement est maintenu par un bandage amidonné qui enveloppe toute la tête à l'exception de la face, et couvre le cou, les épaules et le thorax ; l'appareil est immédiatement solidifié par l'addition de trois attelles en fil de fer, qui sont laissées en place pendant deux jours.

La malade a bien supporté l'opération et ne se trouve nullement incommodée par le bandage, sous lequel il est curieux de la voir se promener en souriant, semblable à une momie égyptienne.

Au bout de vingt jours, pendant une courte absence que je fais hors du service, le bandage est enlevé à cause de démangeaisons produites par des poux, et à mon retour je retrouve une déviation aussi complète que la première; elle avait mis deux jours à se reproduire.

Le 5 octobre, nouvelle opération et nouveaux bandages ; celui-ci est respecté pendant un mois et demi, sans inconvénient sérieux. Lorsqu'on l'enlève, la tête a conservé sa rectitude; mais je fais appliquer aussitôt comme tuteur l'appareil à torticolis de Bonnet, pour empêcher tout retour de la déviation.

Pendant un mois encore, la malade reste à la Charité, sous ma surveillance. La rectitude persiste ; la tête et le cou ont retrouvé tous leurs mouvements. (FIGURE 8).

La jeune fille part le 18 décembre; mais je recommande de lui laisser encore son appareil la nuit et la plus grande partie de la journée.

Réflexions. — Il s'agissait dans ce cas d'un torticolis

postérieur, accompagné de déviation de la colonne. La respiration était gênée et par suite de la difficulté de la déglutition il y avait un certain degré d'amaigrissement. Le massage a redressé sans efforts trop considérables, le bandage a été très bien supporté et la guérison a été complète.

OBSERVATION XIX

TORTICOLIS POSTÉRIEUR

Marie Marchand, âgée de quatorze ans, entre le 6 juin 1877 (salle Sainte-Marie, n° 10).

Il y a un mois et demi, sans cause appréciable, elle sentit une raideur au cou, avec douleurs violentes ; la tête fut inclinée à droite et la face tournée à gauche.

Malgré tous les moyens employés, le torticolis persiste et le moindre mouvement provoque de vives douleurs. Les muscles antérieurs du cou ne font aucune saillie ; dès qu'on imprime le moindre mouvement à la tête, les muscles postérieurs droits se contracturent énergiquement.

Opération de redressement le 15 juin.

Au mois de juillet le bandage est défait et la malade abandonnée à elle-même.

En novembre, je la retrouve à peu près dans le même état qu'avant ; toutefois, quelques mouvements sont possibles sans douleur.

J'attribue ce résultat à ce que le bandage a été enlevé prématurément et n'a point été remplacé par un appareil.

Le 15 novembre, nouveau redressement.

Le 8 décembre ; actuellement en traitement.

Les deux observations qui suivent nous ont été communiquées par M. le docteur de La Roche.

OBSERVATION XX

Une jeune fille de quinze ans, Marie X., d'une petite commune de l'Isère, est amenée à Lyon pour être opérée d'un torticolis postérieur, par la méthode de M. Delore, au mois d'août 1880.

La tête est portée à droite, la face regarde à gauche; on ne peut faire exécuter à la tête aucun mouvement. En l'absence de M. Delore, je propose à la famille d'opérer le redressement du torticolis.

Dès que la jeune fille fut endormie, je commençai le massage et presque aussitôt la tête put se mouvoir et être portée directement en sens inverse avec une rapidité qui me surprit; d'autant plus que l'affection remontait à cinq ans. Je fis un bandage silicaté, et six semaines après on me ramena la jeune fille. Une fois le bandage enlevé, on constata que la tête était dans la rectitude et pouvait se mouvoir dans tous les sens. La jeune fille repartit complètement guérie; depuis cette époque la guérison ne s'est d'ailleurs pas démentie.

OBSERVATION XXI

Au commencement du mois d'août 1885 me fut amené le jeune J. X., âgé de 10 ans. Cet enfant est atteint depuis trois ans d'un torticolis postérieur contre lequel ont échoué différentes médications. Les muscles sterno-mastoïdiens ne sont pas tendus : la tête est portée à droite et regarde à gauche (FIGURE 3). Après examen je propose aux parents de lui redresser la tête au moyen du massage suivant la méthode de M. Delore. L'enfant est anesthésié et de légers mouvements sont faits dans le but de ramener la tête en sens inverse. Au bout de dix minutes de massage, la tête peut prendre la position que l'on veut. Immédiatement j'applique un bandage silicaté en ayant soin d'exagérer le redressement.

Dans les premiers jours de septembre l'enfant m'est ramené ; j'enlève le bandage, la tête est dans la rectitude. (FIGURE 10).

L'enfant a été revu en 1886, la guérison s'est maintenue.

Dans le *New-York medical journal* de janvier 1880 nous avons trouvé l'observation suivante qui a été publiée par Bradford de Boston.

OBSERVATION XXII

Un cas de torticolis postérieur traité avec succès par la méthode de Delore, par Bradford, de Boston.

J. M., garçon âgé de neuf ans, fut admis à l'hôpital des enfants en mai 1879. Deux mois auparavant, il s'était plaint d'une douleur subite à la joue droite et avait eu un léger mouvement fébrile. Le lendemain matin, la nuque était raide et derrière l'oreille droite il y avait une enflure notable. Cette enflure disparut mais la raideur de la nuque persista sans changement.

Au moment de son entrée, les muscles sterno-mastoïdiens étaient flasques, mais les muscles postérieurs de la nuque, du côté droit (trapèze, complexus), étaient tendus et durs au toucher. La face était tournée à droite dans la posture du torticolis, et chaque tentative pour la retourner à gauche occasionnait de la douleur. Les mouvements à droite n'étaient pas limités et s'effectuaient sans douleur. A cause de la position continue non naturelle de la tête, la face avait l'expression particulière qui se voit dans le torticolis, mais il n'y avait aucune atrophie unilatérale. A moins de soutenir sa tête avec la main, le patient éprouvait une légère douleur à passer de la position verticale à la position horizontale, ou vice versa.

Le moindre mouvement imprimé à la tête causait aux membres lésés un tiraillement douloureux apparent. Autrement l'enfant n'éprouvait aucune souffrance.

Pendant un mois le malade fut traité successivement de diverses manières. L'enfant fut placé dans la position horizontale, on appliqua pendant la nuit un cataplasme et pendant le jour on fit des frictions avec la pommade belladonée. Des sangsues furent appliquées sur la région occipitale droite. Comme il n'y avait, au bout d'une semaine de ce traitement aucun changement, on tenta de redresser la difformité à l'aide de moyens mécaniques. Une bande adhésive plâtrée fut appliquée sur le front et on lui attacha un bandage qui entourait la tête ; une boucle fut alors cousue derrière l'oreille gauche ; une seconde bande plâtrée adhérente fut alors placée sur le dos avec une boucle au sommet.

Une pièce de toile fut alors fixée dans chacune de ces boucles et de cette manière la tête fut tirée de façon à tourner la nuque dans la direction inverse à la difformité.

Une bonne traction put être exercée mais elle n'amena aucune amélioration. Un corset en plâtre de Paris fut alors appliqué sur le tronc de l'enfant afin de prendre un point d'attache pour les boucles au lieu de la boucle adhésive appliquée au tronc.

Ce traitement resta également inefficace.

L'enfant fut alors éthérisé. La tête put être tournée dans toutes les directions.

Un coussinet en coton fut placé sur le tronc et la tête, et une légère charpente en fer fut fixée contre le dos et la tête afin de maintenir la rectitude dès qu'elle serait obtenue.

Alors autour du tronc fut appliqué un bandage au silicate de potasse, qui enfermait la charpente en fil de fer, puis fut appliqué autour de la tête et de la nuque un second bandage, le tout figurant des tours en 8 de chiffre pour enfermer la poitrine, les épaules et la tête dans un même bandage.

Après l'application du bandage fait avec l'aide d'un assistant qui maintenait le patient dans une position favorable, il fut impossible à la tête d'être tournée d'un côté ou de l'autre de la verticale. En s'éveillant, le malade ne souffrit nullement de l'anesthésie et joua comme s'il était habituellement enfermé dans le bandage silicaté, sans la moindre apparence de malaise. Le bandage resta un mois en place, quand on l'enleva la tête était parfaitement droite, mais la nuque était raide, les mouvements étant également limités dans toutes les directions.

Toutefois, un mois plus tard, cette raideur avait considérablement diminué. L'enfant fut vu deux mois puis trois mois après l'enlèvement des bandages, il n'y avait eu aucune rechute ; la position de la tête et la mobilité de la nuque étaient parfaitement normales.

De l'ensemble de ces dernières observations toutes relatives à des cas de torticolis postérieur dans lesquels on a eu recours au massage il nous semble résulter que : sous l'influence de ce traitement la contracture a cessé rapidement ; que, par suite de l'application immédiate d'un appareil inamovible l'état général des malades s'est sensiblement amélioré en quelques jours et que la guérison s'est toujours maintenue.

A la fin de cette monographie nous publions quelques figures (faites d'après des photographies, destinées à montrer les résultats dûs à ce mode de traitement).

M. de Saint-Germain qui a vu une dame traitée de la sorte par M. le docteur Bucquoy a eu pour sa part l'occasion d'employer avec succès le redressement forcé. Pendant l'opération, il s'est produit sous la main de M. de Saint-Germain un gros craquement qui lui a fait craindre un moment d'avoir déterminé une fracture complète de la portion cervicale du rachis ou tout au moins celle de l'apophyse odontoïde. Il s'agissait simplement d'une adhérence osseuse rompue. C'est à la suite de cet essai que M. de Saint-Germain proposa la suspension à l'aide de l'appareil de Sayre, dont il a été question plus haut.

Au bandage silicaté, d'autres chirurgiens préfèrent le bandage plâtré ; c'est ainsi que M. Tillaux (1), qui dit avoir employé avec succès cette méthode indique la minerve plâtrée comme supérieure au silicate : d'après cet auteur, la coexistence d'une arthrite cervicale ne doit pas empêcher le redressement. M. le docteur Parizot, professeur suppléant à l'école de Dijon, a eu l'occasion d'observer à l'Hôtel-Dieu de cette ville un cas de torticolis postérieur qu'il a traité par le massage après anesthésie ; voici l'observation qu'il a bien voulu nous communiquer :

OBSERVATION XXIII

Communiquée par M. Parizot.

La nommée Jeanne R. âgée de onze ans entre dans le service de la clinique le 15 janvier 1886.

Le père est rhumatisant, la mère, les frère et sœur sont bien portants. Elle-même n'a jamais été malade. Son habitation est humide.

Il y a quatre mois, elle fut atteinte d'un torticolis qui, léger au début, ne fit que s'accentuer jusqu'au jour de son

(1) Tillaux. Traité d'anatomie topographique avec application à la chirurgie.

entrée au service. Elle n'eut de douleurs que les quinze premiers jours.

A son entrée, on constate que la tête est fortement inclinée à droite ; la partie gauche de la tête est très penchée et touche presque l'épaule qui est élevée de ce côté. A la pression on ne provoque aucune douleur sur les parties latérales du cou, mais en arrière au niveau de la nuque des deux côtés, et surtout à gauche on occasionne une douleur assez marquée. Aucune saillie des sterno-mastoïdiens. Raideur du cou absolue. D'autre part, malgré l'état assez chétif de la malade, je ne trouve aucune douleur de la colonne vertébrale, ni de saillie dans la cavité pharyngienne. Les poumons sont indemnes.

Le salicylate de soude employé aussi ne donna aucun résultat.

Quant à l'électricité que j'employai ensuite, elle me parut plutôt avoir augmenté l'inclinaison.

Le 26, l'anesthésie est faite avec le chloroforme : je puis alors redresser la tête d'une façon à peu près complète sans efforts très grands. Je constate un peu de raideur au niveau de la région de la nuque à gauche ; je fais alors avec deux pouces un peu de massage pendant une ou deux minutes. Je profite de l'anesthésie pour faire une minerve avec des bandes roulées imbibées de plâtre, que je recouvre d'attelles en tarlatane trempées également dans le plâtre, tout cela sans interposition de coton : j'avais pris soin de recouvrir la tête et les épaules d'un petit capuchon en toile que j'avais fait tailler par une malade.

Au bout de quinze jours, je renvoie l'enfant dans sa famille à la campagne. Durant la première semaine la fièvre fut très grande et l'appétit nul, mais bientôt la malade devint plus forte et mangea très bien.

Au bout de la cinquième semaine, les parents la ramenèrent : le bandage fut enlevé. La tête se tenait dans la rectitude, quoique légèrement inclinée à droite. Je conseillai de faire des massages quotidiens sur le côté droit du cou. Ils furent faits pendant un mois. Au bout de quatre mois seulement après l'application du bandage, la malade avait récupéré tous les mouvements de la tête, et il n'y avait plus d'inclinaison.

J'ai revu la malade le 15 février 1886 ; la guérison et parfaite ; l'enfant se porte admirablement bien. Personne ne se douterait qu'elle a eu un torticolis aussi accentué : il est cependant impossible d'en voir un plus prononcé.

Nous ne terminerons pas ce chapitre sans ajouter que M. le professeur agrégé Levrat fait fenêtrer les appareils inamovibles, de façon à pouvoir employer l'électricité une fois l'immobilisation obtenue.

CHAPITRE IV

TORTICOLIS POSTÉRIEUR PARALYTIQUE

Le torticolis postérieur par paralysie est une forme très rare de cette affection ; cependant des cas ont été signalés, notamment par Duchenne de Boulogne qui a eu l'occasion d'observer la paralysie de la portion claviculaire du trapèze, et en a donné l'explication physiologique au moyen de l'électricité localisée. Pour faire contracter les portions claviculaires, dit cet auteur, il suffit de provoquer un effort d'élévation volontaire des épaules ou une grande inspiration ; cette portion du muscle peut perdre la faculté de se mouvoir dans l'influence de la volonté, et conserver celle de se contracter instinctivement dans les grandes inspirations.

A la suite de plaies contuses du cou ayant intéressé quelques filets nerveux, cet auteur dit avoir vu la portion claviculaire du trapèze ne se contracter ni pendant l'élévation volontaire de l'épaule, ni pendant les fortes inspirations. Il ajoute en avoir conclu que pour que la portion claviculaire du trapèze soit entièrement paralysée, il faut que les deux nerfs qui l'animent (le nerf propre du trapèze et la branche externe du spinal) ne lui apportent plus l'excitation nerveuse.

Pour M. de Saint-Germain, on peut dire d'une façon générale que dans ces formes les muscles sains tirent plus que leurs antagonistes. Comme on corrige les difformités en ramenant la tête à sa situation normale, mais qu'elle reprend son attitude vicieuse dès qu'on cesse de la maintenir, le diagnostic différentiel entre une contracture et une paralysie est facile à faire. Et en effet, si l'on ne peut que difficilement faire mouvoir la tête, et si, dès que l'on cesse à la maintenir, elle revient à son attitude vicieuse brusquement et comme mue par un ressort. On doit affirmer que l'on est en présence d'une contracture. Mais si, au contraire on peut facilement faire mouvoir la tête, et si dès que l'on cesse de la maintenir, elle ne revient que lentement et sans secousse à l'attitude anormale, le torticolis est dû à une paralysie.

Comme moyen de traitement, l'on doit avant tout songer à ranimer la vitalité du muscle ou des muscles paralysés à l'aide des moyens employés habituellement en pareille circonstance, c'est-à-dire à l'aide de frictions excitantes, à l'aide de l'électricité en se servant soit de courants interrompus, soit de courants continus. Si ces moyens échouent, on pratiquera l'immobilisation ou encore on pourra recourir à la section des tendons rétractés du côté opposé qui empêchent souvent le redressement de la tête.

CONCLUSIONS

I. — Dans le torticolis postérieur par contracture musculaire, l'anesthésie permet le redressement et l'appareil silicaté ou plâtré le maintient dans la bonne position.

II. — L'emploi de ces appareils permet d'employer simultanément au moyen de fenêtres, d'échancrures dans l'appareil, l'électricité et le massage.

III. — Le massage, méthode d'origine lyonnaise, paraît actuellement jouir d'une grande faveur à l'étranger. Les renseignements que nous avons cherchés à ce sujet ne nous paraissent pas suffisamment concluants pour être relatés dans cette thèse.

IV. — Dans les torticolis où la contracture musculaire est le résultat d'une affection aiguë, la suppression de la cause fait souvent cesser le torticolis; dans le cas où la cause enlevée, la contracture persisterait on agirait comme dans le cas de contracture musculaire simple.

V. — Dans le cas où le torticolis est occasionné par des brides résultant soit d'une cicatrice, soit d'une dégénérescence fibreuse d'un faisceau musculaire on sera autorisé à pratiquer la section de ces brides et à employer ensuite les moyens précédents.

VI. — Dans le cas où il s'agit d'une lésion vertébrale l'anesthésie donnera un certain degré de redressement obtenu par le fait même de la résolution musculaire ; ce degré spontané de redressement ne devra pas être dépassé et l'immobilisation au moyen de la minerve silicatée ou plâtrée n'aura pour but que de parer à la contracture musculaire et de donner à la région malade la plus grande quantité de repos.

VII. — Dans le cas de torticolis par paralysie, l'électricité rendra des services ; l'orthopédie lui aidera, mais le chirurgien n'aura guère à intervenir.

Le Président de la thèse,
GAILLETON.

Vu le doyen,
LORTET.

Permis d'imprimer,
Lyon, le 27 mai 1886.
Le Recteur,
E. CHARLES.

Lyon — Imp. BEAU rue de la Pyramide, 3

N° 1

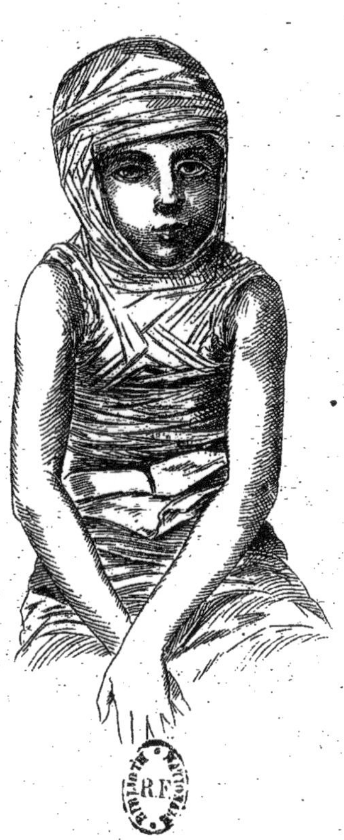

N° 2

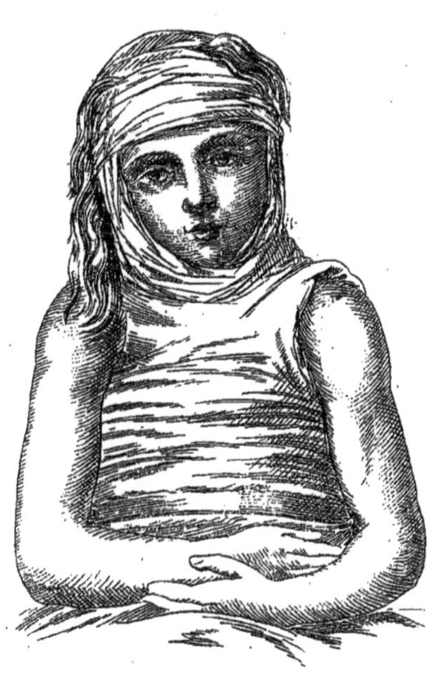

N° 3

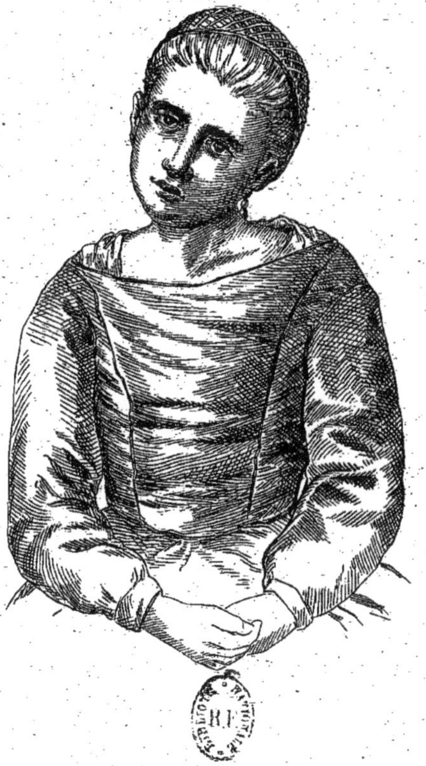

N° 4

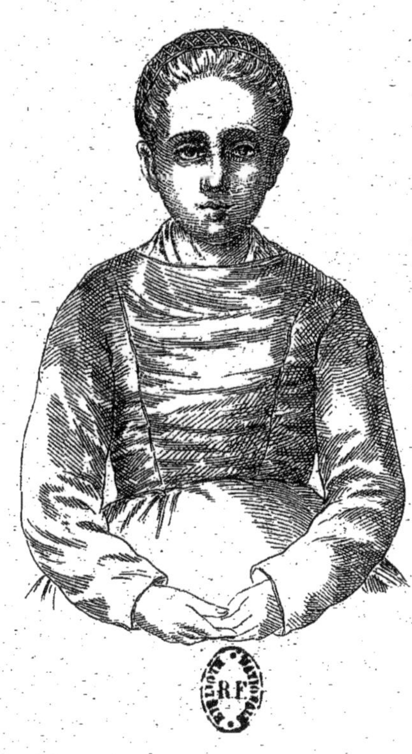

N° 5

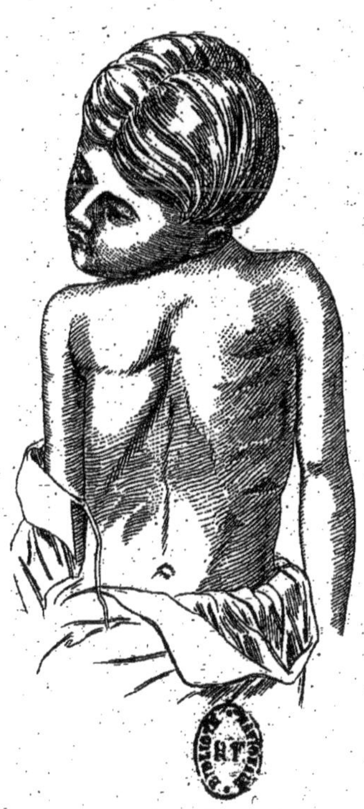

N° 6

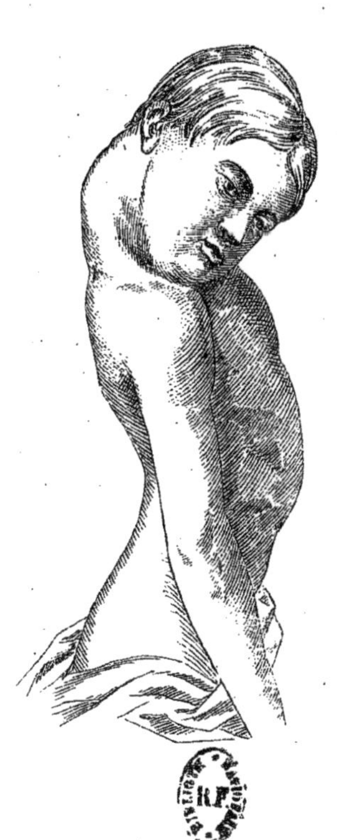

N° 7

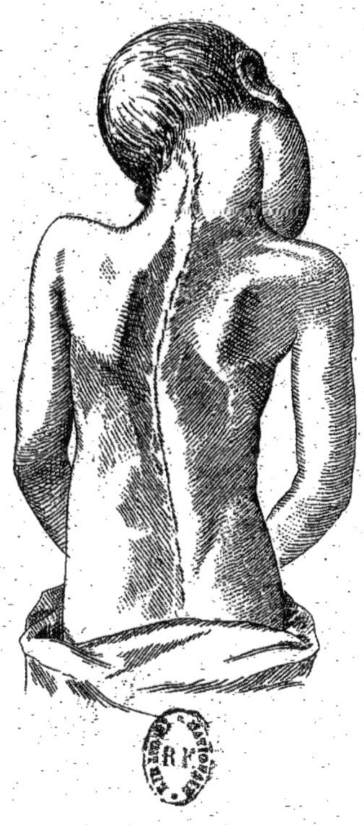

N° 8

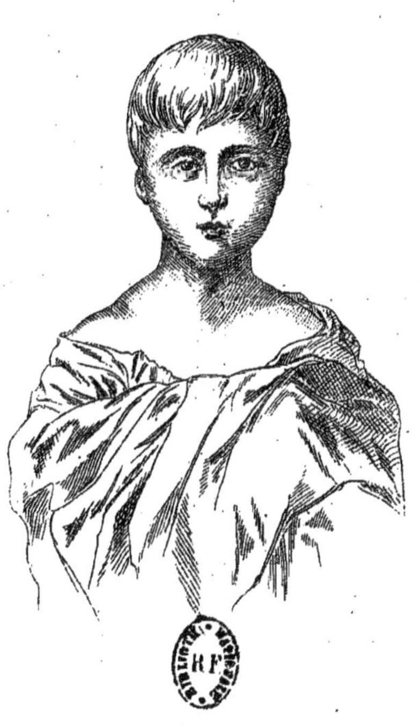

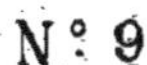
N° 9

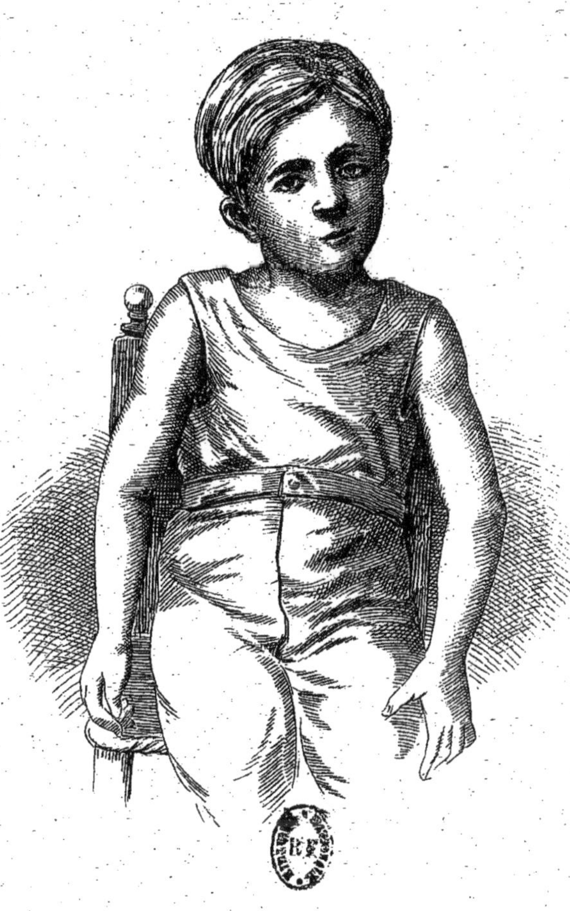

N° 10

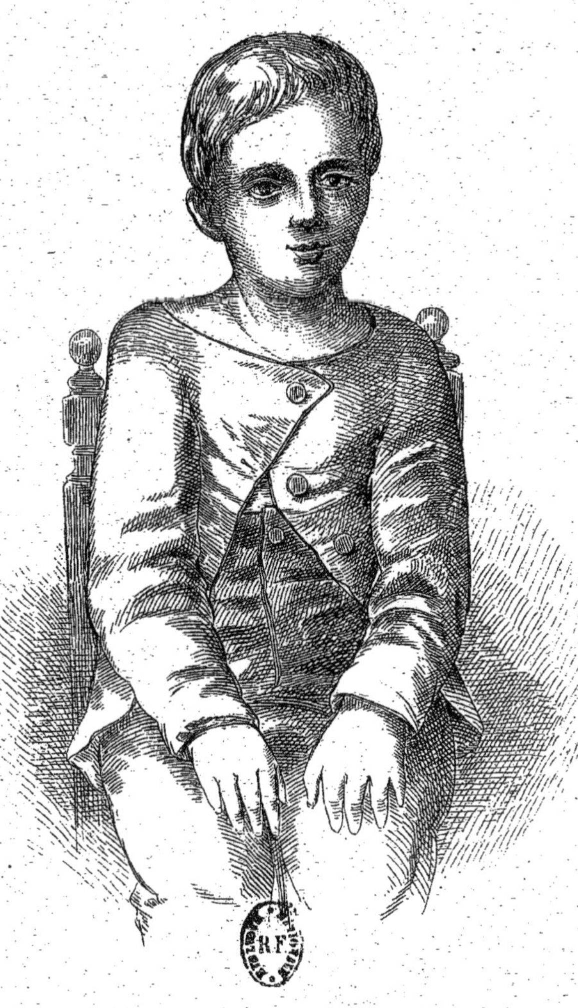

www.ingramcontent.com/pod-product-compliance
Ingram Content Group UK Ltd.
Pitfield, Milton Keynes, MK11 3LW, UK
UKHW020338180726
13839UKWH00002B/784